复杂中医
极简思考

樊学鸿 金藓 编著

全国百佳图书出版单位

化学工业出版社

·北京·

图书在版编目（CIP）数据

复杂中医的极简思考/樊学鸿，金薜编著. --北京：化学工业
出版社，2017.3（2025.1重印）

ISBN 978-7-122-29003-8

Ⅰ.①复… Ⅱ.①樊…②金… Ⅲ.①中医学-研究 Ⅳ.①R2

中国版本图书馆CIP数据核字（2017）第022127号

责任编辑：贾维娜　高霞　王新辉　杨骏翼　装帧设计：TOPTREE
ctstoptree.com
责任校对：边涛

出版发行：化学工业出版社（北京市东城区青年湖南街13号 邮政
编码100011）
印　　装：大厂回族自治县聚鑫印刷有限责任公司
710mm×1000mm 1/16　印张14½　　字数176千字
2025年1月北京 第1版第10次印刷

购书咨询：010-64518888
售后服务：010-64518899
网　　址：http://www.cip.com.cn
凡购买本书，如有缺损质量问题，本社销售中心负责调换。

定　　价：39.80元

一种新的能量认知

因为母亲心脏不适，经王琼介绍把老樊（樊学鸿）请到家里为妈妈诊治，想不到他用中医的方法，很快把妈妈调理到一个非常好的状态，让我亲见成效，非常佩服，从此我有机会与他交流关于中医的话题。当听说他正在写一本关于中医的书，并希望我写推荐序，我竟然毫不犹豫地答应了下来，可是答应后就后悔了，因为对中医我完全不懂，的确无法去做推荐。不过，想到妈妈快乐的样子，想到让更多人了解有关古典中医的知识，这是一件美好的事情，自己可以做点工作，也是蛮开心的。

中医对我而言实在是一个太大、太深的学问，以我浅薄的能力是无法得以理解的，老樊决定从极简思考的视角去诠释中医，这个立意本身就值得赞赏，因为对于普通人来说，这正是一个有效的解决方案。这本书立足于用极简的方式来解构中医，我没有能力去判断，这样的解构是否可以很准确地转述中医的复杂知识与系统，但是对于我们耳熟能详的"气""气血""五行""经络"等等这些中医常用的词语，作者能够用通俗易懂的语言加以阐释，让这些知识可以更容易进入到寻常百姓之中。

通过这本书的解说和分析，理论结合临床，古典结合现代科学，感觉可以让中医知识更加平民化、大众化，就像马拉松被大众化一样。我们可以简单认为马拉松是跑步，但其实里面囊括了许多对身体和运动体系的科学理解。被大众化后，越来越多本来不怎么运动的人也开始科学锻炼。而理解中医知识，通过这本书的阐释，也变得不那么难以掌握了，也会有越来越多的人更有效地运用中医知识，自在地生活。

阅读本书，让我首先明白的就是，认知自己的身体本身也是认知自己内在能量之境；接着构建合理的生活方式就是重点。如果读者是一个专业人士，也许可以看到更多、更有价值的中医专业领域的探索。而从我一个完全外行的角度来看，反而吸收更多的是，觉得自己可以与中医知识走得很近，可以有一种新的身体能量认知的收获，可以界定一种新的、更健康的生活方式。

看完此书，对于中国传统医学更加敬仰，让我更深地理解中西医之间的差异，同时也更深地感受到中国传统医学所呈现自然、生物、心理、社会"整体医学模式"的魅力，这种涵盖自然宇宙、人、社会的"整体观"给我极大的启发，这可能是阅读此书的另外一种收获。

（陈春花）

北京大学国家发展研究院教授

2017年1月于北京

走近中医 重新认识

　　现在回想起来，认识老樊（樊学鸿），纯属偶然。那是2013年的4月30日。那天离开家门前，我不太放心地叮嘱母亲："若父亲体温异常，务必及时告诉我。"有一个念头冒出来：要不就在家守着老父亲？但是由于前几天与某基金会秘书长约好当天讨论药品捐赠的合规性问题，我生生地将此念头压下，吻别八个月大的女儿，赶去学校。我有点心神不宁。父亲已经发烧近半个月了。前一天去医院检查，大夫一再叮嘱若体温异常务必及时复诊。在地铁里，我有一种不祥的预感，但内心还是抱着一丝侥幸。

　　按照约定与基金会来的几位公益人士畅聊了近两小时，其中就有老樊。他们希望我能够承接政策研究课题，以理清药品捐赠项目中的公益性与合规性问题。因为面临五一假期，我便回复说与团队商量后再定。送走他们，才发现手机上有好几个来自母亲的电话与微信。我暗叫不好，赶紧回电，果然父亲高烧不退。我火急火燎地跑回家，见父亲呼吸都不顺畅了，赶紧打车送到医院，费了九牛二虎之力让他得以住院治疗。还没来得及松口气，大夫却把我叫到一边，让我签下一纸病重通知书——父亲被确诊为间质性肺炎和重症肺炎并发症，并已经有呼吸衰竭症状，随后他被送到呼吸ICU进行监护治疗。

接下来的几天，我真正体会到了煎熬的滋味。所有的化验都未能检测出病原体是什么，只能使用大量抗生素。主治大夫不容乐观的语气让我胆战心惊。隔天才能去ICU探望父亲一个小时，他丝毫未有好转现象。一周之后的某个下午，我和母亲推着婴儿车在小区里跟没头苍蝇般地转悠，互相安慰着。而远在老家的姐姐和妹妹也正在赶来的路上。这时我的手机响了，是老樊他们来电确认我是否可以承接研究课题的事情。我有气无力地告诉他们因为父亲病重，目前毫无心思承接任何项目。他们问清原委之后，问我是否愿意试试中医？当时但凡有一线希望也会全力以赴的我不假思索地就给了肯定回答，不过没有想到这一选择竟救了父亲。

从最初的半信半疑到后来的深信不疑，费时不长。父亲在第一剂中药入胃之后，体温就趋向正常。后续的治疗使他不仅奇迹般地逃出鬼门关，而且痊愈了。我也因此成为了中医的忠实拥趸。在父亲治疗和康复期间，我与老樊交往密切，甚至笑言要拜他为师学习中医。老樊和金薛年龄都不大，但是却甚懂中医古籍，而且与我交流父亲的病情时，不仅告知该用何种中药治疗，更难能可贵的是，与我充分沟通，告诉我治疗逻辑、治疗步骤和原理，深入浅出，令我受益匪浅。后来我基本上已经明白中医问诊的路子，知道问诊主要关注的问题和背后的目的，因此可以更加精确地对症状进行观察。

我就这样成了中医的"布道者"。作为中医的门外汉，我无法将蕴含在中医中的科学原理呈献给大家，但是这并不阻碍我领略中医的精妙。老樊他们的这本书却做到了这一点，将中医的玄妙用科技语言和大众语言阐发出来，与大家共享。

如果深入思考，你会发现此书的意义可能就在于：当跨越千百年的文化差异，跨越东西方文化差异，需要让现代人甚至西方人去了解中医的时候，他们使用了一个极简的思路，试着从"气是什么"入手，逐步展开中医理论和人体生理的对应、理论和临床的对应，以极为简单的语言来讲明白中医的复杂原理。也许，这真是一条清晰而简捷的路径，而且如是讲来，中医可能本来就是一套完整的系统科学。这一努力将有助于医者与患者之间沟通、医者与医者之间的沟通、医者与大众之间的沟通、乃至医者与学徒之间的沟通，善莫大焉！

希望此书能够帮助我们找到一条走近、走进古老中医的路径，并因此为身在病痛中的人们探寻解救之道。

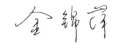

北京大学法学院教授

2017年2月

和大多数对中医感兴趣的人一样，我们研读过许许多多中医书籍，看过不少老师讲课的视频，然而总觉得无法抓住中医的要领，似乎这也对那也对，老师们讲的总是有道理。不但没有学会中医，反而对中医产生了迷茫、怀疑。

和很多人一样，我们投资过养生馆、诊所，赔了很多钱，我们遇到的最大问题是，坐诊的专家总在换，每位专家的疗效不稳定，专家之间的差异也很大，患者得到的疗效总不稳定，总也找不到中医的标准是什么，疗效的标准是什么。不但投资不利，反而对中医崛起的路径也产生了迷茫、怀疑。

于是我们研究古典中医，从内经到伤寒金匮，全力以赴，提出上千个问题，不断思考，自问自答。终于找到了一个全新的视角，极简地展示中医理论到实践的方方面面。

对中医的思考和表达，以前各位大医家都有各种思路，我们赞同黄元御的《四圣心源》，首先界定基本概念，然后指向临床使用这些概念。

我们的核心观点在于以下几部分：

1. 假定"气是水分子"，并以此假设为核心，重新从物理学角度诠释气和阴阳、五行、经络脏腑、情志内伤、五运六气的关系。

2. 论述营气、卫气在毛细血管层次相伴而行的解剖结构，从热力学角度解析疾病症状在经络营卫层次上的表现，并落实到中医诊断和治疗。

3. 将疾病症状分为三个类别，"气量的多少""气温的高低""气压的大小"，将中医八纲辨证表达为可感知的物理维度，并解析针灸、用药在这三个类别症状上的作用原理。

4. 将方书之祖《伤寒论》的六经辨证，解析为六经气化的诊断治疗方法，落实到六气和人体解剖的六经模块，使普通人可判断、可设计药物和针灸的治疗路线。

5. 试论疑难病、疫病和中医现代化的可能性。

由于本书涉及中医的理论和实践的广泛层次，并且使用了大量现代物理等科学知识，难免出现表达不够精确、问题阐述不够深入，甚至观点发生错误等问题。也欢迎各界朋友给予批评指正！您可以用微信扫描二维码与我们互动，我们将及时给予反馈，谢谢您的支持！

樊学鸿

2017.2.4

目 录

第一章　利用物理知识重新认识中医科学

> "气"在中华文化里面是一个非常常见的符号，汉语里有很多词提到"气"，脾气、正气、生气……但这看不见、摸不着的"气"，到底是什么呢？

第二章　什么是疾病？
气化异常和气运行受阻

疾病和症状的发生，说明人体的气机气化出现了问题。只有搞清楚病机，才能精准地设计治疗方案。

第
三
章

如何诊断疾病
——关于气状态的判断

> 中医基于望、闻、问、切四诊来对人体的气进行判断，检查气的状态。六经六气模型是一个非常简捷有效的诊断治疗体系，就像截拳道一样，用最简捷的方式将敌人击倒。

如何治疗疾病
——将气调回平衡状态

> 药物简洁、效果快是古典中医经方派的重要特征。认为中医
> 复杂、很玄的人，其实并没有真正了解中医，中医恰恰是把
> 复杂的疾病简单化。

第
五
章

古典中医的传承与创新

系统地展开对古典中医基础理论的研究并加以应用，真正发挥古典医学的巨大潜力，对于当今医学和医疗服务的发展都是极大的好事，可能需要几代医者的不懈努力。

引子：20年的鼻炎，10分钟起效

中医溯本求源，对我而言是一个理想，一种修行。笃信笃行，不断提问，刨根问底，坚持探索，落到实处，临床验证，这是我们研究中医的真实写照。然而，疾病的世界是一个无法穷尽的世界，我们经常会遇到各种难以克服的困难、无法治愈的疾病、无法理解的古籍经文、无法清晰理解的概念、无缘实际临证的疾病类别……种种困难总是一次次横亘在面前，令人却步！经历过无数次的内心挣扎，烦闷孤独，时而灵光一现，顿悟关窍，心生法喜！有些问题会很快豁然而解，有时一个问题甚至会困扰数年之久，无法解决。我想，大多数深入研究中医的人，应该和我们是一样的。

一个偶然的机缘，朋友相邀，希望能将多年研究中医的心得做个总结，出版一本中医科普书。经朋友引荐，在出版社见到了翼君。

翼君原本就对中医颇感兴趣，听我介绍探求中医的经历和一些治验的病案，物理解析中医的一些内在逻辑，交流一些"江湖闯荡"的奇遇，对我们研究中医的方式越发好奇，说第一次见到有人将中医聊得这么有趣，让人这样兴奋，仿佛运用我们谈到的方法，天下就没有治不好的病了。这话真是让我为难了，因为虽然过去很大一部分的病例都是痊愈的，但确实也存在无法治愈的。不过翼君说话的时候，我注意到她克制不住地咳嗽了好几次，她好像是感冒了，鼻音很重。

我一问，她确实正在感冒中，同时患鼻炎好多年了，只要待在这样阴凉的房间里面，鼻子就会很难受，鼻音也一直很重。

朋友说，你给她治治吧。

鼻炎！好嘛，还好多年了！要现场解决掉！这是一个不知道能否穿越的障碍啊！

这个情景还真是有点进退两难。不出手吧，刚才谈得那么起劲儿，岂不是成了夸夸其谈、华而不实；出手吧，对于鼻炎这种顽固的慢性病，万一效果不佳，岂不是贻笑大方了。

治鼻炎，见效只需10分钟

左右为难，我只好硬着头皮接受挑战了。

按照我的辨证思维，肺主皮毛，皮肤的卫外之气不足，寒湿外邪沿足太阳膀胱经入侵，从眼睛内角发出，经过头顶穿过整个背部，造成了鼻子上部向身后运行的气血运行不畅，水液堵在鼻子这里。这应该是造成她的鼻子长年堵塞、总流清涕的原因，但这仅仅是经络层次的症状；如果病程很长，和鼻子相关的脏腑（胃、膀胱、小肠、肺）也应该也有症状才对！咳嗽时，肺气不能正常宣发，往往也不能正常肃降，那么她的胃也应该有情况。正如黄元御的气道中医所言，胃不降则肺不降。

按照这样的推论，我给她切脉复核了一下，果然肺胃脉堵塞。

确定了病因就好办了，我取出随身带的针灸针，从右腿胃经足三里穴、丰隆穴和胃经上的堵塞点开始针刺。一行4针下去，她反应强烈，自述感觉到经络里面有气冲到了脚面，我的第一个目的达成了：她开始感觉到嗓子轻松些了！

同时，为了加强气机的升降，推进气血运行的效果，配合手掌针，针刺脾、胃、肺、肝四个卦位。这正是葛钦甫老师研究创立的太极六合针法——一种全息针法，针刺手掌即可治疗全身疾病，我针刺的是坤（脾）、艮（胃）、兑（肺）、震（肝）四个卦。需要升降脾胃的气机，所以针刺脾胃对应的坤艮卦；鼻子的定位为肺脏，因此针刺肺所对应的兑卦；需要让经络里面的气血运行起来，肝藏血，主疏泄，因此针刺震卦。

这四针下去，她体内的气血开始加强流转了，下面就要针对鼻子这个局部下功夫了。

接着，我又用针直接刺鼻尖的素髎穴，并用泻法进行刺激。

银针捻动之际，翼君大叫酸痛，眼泪鼻涕哗哗流出来，然后喷嚏连连。我心里窃喜，成功了！

留针5分钟内，素髎两次强行针，引来鼻涕眼泪和喷嚏渐少，然后慢慢平息。

10分钟后起所有的针，我已经胸有成竹，问她怎么样，她说话的声音已经完全变了，更神奇的是，近两个月未愈的咳嗽也消失了！

身边所有的人都惊呼神奇！

于是，又多了一群中医的铁粉！

10分钟后，炎症去哪里了？

鼻炎症状消失了，咳嗽也止住了，短短几分钟解决了反复困扰翼君的问题！然而这不是巧合，有一次给一位咳嗽5个月的老太太针灸，也是用十几分钟咳嗽就消失了。

这看上去不太合逻辑：鼻炎属于炎症，它不是瞬间起病也不是瞬间能痊愈的，现代医学对这种疾病的理解是鼻黏膜或黏膜下组织因为病毒感染、细菌感染、刺激物刺激等，导致鼻黏膜或黏膜下组织受损，所引起的急性或慢性炎症，会导致产生过多黏液，通常会引起流涕、鼻塞等症状。

那么，翼君鼻子的炎症去哪里了呢？如果说吃进去中药或西药来对抗炎症反应，或者杀灭病毒或者细菌，病灶的炎症消失，还都可以理解，好歹在对鼻子里面的炎症下功夫，然而现在一片药都没有吃，而且鼻炎病程超过20年，患处炎症怎么可能眼睁睁在眼皮子底下消失了呢？这是偶然现象吗？

为了验证这个问题，也是其他朋友疗疾心切，翼君后来邀请了好几个鼻炎患者来试验，在同一个办公室，几乎同样的针法，都是几分钟内症状缓解，效果维持的时间最短在2周，最长2个月以上。

先不说维持时间长短的问题，单说没有吃任何对抗炎症的药物，炎性反应会消失，那么炎症去了哪里？到底中医治疗的对象是什么，是炎症物质吗？针灸真的是激发了人体内在的什么抗炎物质，对付了炎症吗？为什么反应速度可以如此之快？

看来中医一定还有一些隐秘的逻辑，我们还没有弄明白，在我看来，这个鼻炎事件背后，隐藏着关于人体"气"的极大秘密，而"气"，恰恰是解开中医理论的极简路径。

第一章

利用物理知识重新认识中医科学

"气"在中华文化里面是一个非常常见的符号，汉语里有很多词提到"气"，脾气、正气、生气……但这看不见、摸不着的"气"，到底是什么呢？

一般的说法是中医源于哲学，而我们认为中医首先是物理学，代表了中国古代科学的极高水平，是古人在极大的空间跨度和极大的时间跨度内，从独特角度对生命科学深入研究所获得的伟大成就。本书试图带大家穿越古今语言的障碍，消除可能影响我们认识的成见，系统地利用中学物理学知识重新认识中医。

鼻炎症状是如何消失的，为什么会消失，要想搞清楚这些问题，我们首先需要弄明白古典中医是如何定义疾病、如何诊治疾病的。回首中医学的发展历程，我们看到千百年来，古人从《黄帝内经》等经典里面发展出来各种流派，并且随着考古研究，更多的古典医书也被发掘出来。然而由于语言、文字和文化的障碍，我们无法像穿越剧那样回到从前，无法真正了解古人当时的知识结构和文化状态，只能尝试使用今天我们的文化、我们的知识、我们的思考方式，创造性地去理解古人的意思。因此我们并不反对用理性、结构化、科技化的思维方式去解读中医！不反对使用现代互联网技术、检测技术等科技产物来发展中医！

经过无数次的尝试，经过几千个问题的不断考问，经过6年的反复思考和沉淀，我们发现了一条极简的路子可以解读中医：我们利用物理学知识，来解析古典中医的内在逻辑，而在这个过程里面，我们认为最核心的钥匙是——"气"。

第一节　看不见、摸不着的气——复杂中医的极简钥匙

几乎中医的全部基本概念都是复杂而抽象的。比如，什么是阴阳，什么是五行？较多人理解为阴阳是古代阴阳学家提出的哲学概念，而五行是五行学家的哲学概念；至于什么是五行的生克，金属可以劈开木头，所以金可以克木？听起来真是玄之又玄啊。阴阳五行即使是哲学概念，也应该可以落实到人体，如果阴阳五行是正确的，那么人体发生的疾病也应该符合这些道理，那么人体的阴阳五行是什么，又如何运作呢？

又如什么是经络，较多人理解是气血运行的通道，可是这个通道从形态上在什么地方，怎么可以兼容气血呢？

如果不将这些概念落实成我们可以理解的解剖结构，或者形态功能，那么中医在这些抽象理论上建立起来的概念，很可能会是空中楼阁，至于在这些基础上发展的医疗应用，就更加无法推测其正确性、稳定性和可重复性了。

于是我们提出来一个路径，就是本书的表达路径：首先解析人体气的物质结构、物理学特性，然后解析中医对人体的整体认

识、整体和部分之间的具体关联，以及在这些基础上发展的中医诊断治疗逻辑。顺着这个路径来理解中医，你会发现中医有一个非常系统化的体系，和现代描述的科学没有什么差别。

中医之所以难学，其中一个很重大的原因，就是《黄帝内经》里面提到的"气"，一般非中医专业的人，无法真正地理解。

"气"这个字在内经中被提及超过3000次，大约占到全文字数2%的比例，如此大篇幅提到的概念，我们认为它就是中医最根底的理论基础。

同样，气在中华文化里面，也是一个非常常见的符号，汉语里大量使用这个词，却无法精确地解释它的真实含义，颇有"只可意会，不可言传"的感觉。比如，我们常说"生气了""气急败坏""中气十足""气色很好""气贯长虹""浩然正气"，中医里面有"阴气""阳气""营气""卫气"，甚至还有专门练气的功夫——气功，甚至现在还流行"气场"这个词。我们可以看出来气在中国文化中有着举足轻重的作用。

长期从事中医工作的人，经过多年的实践，可能会理解气的含义，但要想把气解释清楚，却不是一件容易的事；往往是越解释越让人一头雾水。现代也有人提出假设，说气是量子或者构成世界的基本元素，但对于普通人而言，这些概念还是那么陌生和遥远，无法感知，无法理解。

看起来，气是一个神秘和抽象的东西！同时，由于气又是中医里面几乎最最基础的概念，如果气的本体无法精确定义，必将导致所有和"气"这个本体相关的概念都会是抽象的，那么基于

"气"这个概念产生的所有诊断和治疗也将变得抽象而无法落地。

更进一步说,《黄帝内经》中讲到,不但人体有气,自然界也有气,而且自然界的气还和天上的星辰运行有关,自然界的气还可以和人体的气产生各种互动。这些关联的方式和逻辑至少在目前看来,还很难明确地描述,更别说清晰地解释了。所以说,中医难学,难就难在很多内容过于抽象,无法落地。

反过来看,只要弄懂并解释地清楚"气",许多中医的复杂问题也将迎刃而解,可以说,"气"就是一把打开中医科学之门的极简钥匙!

灵感:从甲骨文看气和水的关系

想要弄清"气"这个东西,可以使用一些逻辑方法来进行推理。首先,我们先从一些简单的东西入手,请大家先看一些比较有趣的文字。

众:很多人

人:一个人

品:吃很多口

口:一口

森:很多树

林:两棵树

木:一棵树

这些文字的构造表达了古人对一个事物宏观（大量）和微观（小量）的关联的看法，同样的逻辑，我们来看看古人对于水和气的描述。

请看中文的"水"字：

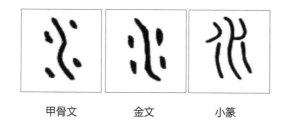

甲骨文　　　　金文　　　　小篆

如果我们把这些字从中间断开，就会看到：

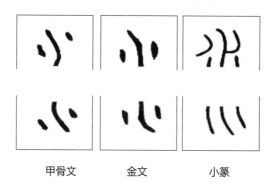

甲骨文　　　　金文　　　　小篆

我们再看一下汉字"气"，你可能就会产生灵感了：

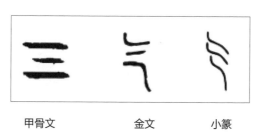

甲骨文　　　　金文　　　　小篆

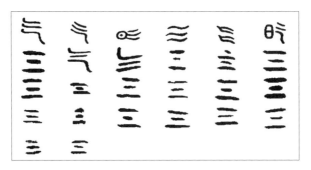

"气"的各种写法

是的！如果我们把"水"字拆开成上下两截，就出现了两个"气"字。或者我们理解为：气是一个单独的水。

至于水字为什么是由上下结构的两个气构成，这里面可能还有其他的深意，也许还包括了天气和地气的含义（天气：漂浮在天上的水，比如云雾；地气：分布在地上的水，比如河流、湖泊、海洋、地下水等）。

线索：从《黄帝内经》看气和水的关系

我们看看《黄帝内经》里面关于气和水的几条线索：

一、营在脉中，卫在脉外，营是指营气，卫是指卫气。

人受气于谷，谷入于胃，以传于肺，五脏六腑皆以受气。其清者为营，浊者为卫，营在脉中，卫在脉外，营周不休，五十而复大会，阴阳相贯，如环无端。（《灵枢·营卫生会》）

这段话看起来没有什么特别之处，却蕴藏着中医的一个重大**秘密**。

我们知道人体的血液系统是一个封闭的系统，即血液在全身动脉和静脉相连的血管里面流动，这个动静脉构成的系统必须是封闭的，即使是在毛细血管层次也应该是动静脉相连，否则血液就会流到血管外面，而流血不止。显然正常人体是不会无故流血的，所以血液必然在封闭的系统里面。

于是人体内的水可以分为两类，一类在血管内，一类在血管外，血管内这个部分古人认为有营气存在，血管外古人认为有卫气存在。

这无疑说明了血管内外都有气存在，只不过位置不同，气不同罢了。

那么我们就要考虑，血管内和血管外都有的气会是什么样的物质呢？

我们比较容易推论出，气作为公共内容，很可能是水。

二、《黄帝内经》里面有套五运六气理论，是自然界气候的各种变化对人体同步产生各种疾病的理论，其意非常古奥，非常难懂，却是千百年来医家在不断探讨的学问。

内经认为："地气上为云，天气下为雨；雨出地气，云出天气。"明确讲到地气和天气分别生成了云和雨，很明显，云和雨的核心内容是水，也就是说不论天气还是地气都可以生成水。

这里，我们可以直接看到，气生成了水。

同时，内经又讲到："天地之间，六合之内，其气九州九窍，五藏，十二节，皆通乎天气。"这里明确讲，天气和人气相通，那么天气是水，和人气如何相通呢？

人活着首先需要呼吸，呼吸之间，必须有水作为介质而存在，才能让肺正常呼吸散热。如果环境干燥，则肺也容易非常干燥。

这里，我们可以看到**天气和人气相通的关键，还是水**。

综上所述，气是连接人与天地，血管内和血管外的基本物质，而这个物质极有可能就是水，如果从古人文字的写法来看，我们可以更加精确地假设：气是水的微观结构，气的本体就是水分子！

我们知道，水分子是人体内最小的可流动单元，热能的基本载体，身体内所有组织器官的填充物和生命态的生存环境①。

对于这个假设，我们再反问一个问题：在水里有气吗？

如果水里有气，那么水是由气构成的，就更加真实不虚了。

我们知道，水在超声波振动的情况下可以产生气泡，在螺旋桨搅动的情况下，即使在深海，也会产生气泡，其原理是水所面临的压力结构变化后，水被负压所分散，形成一个空气泡。因此，我们知道，

① 我们知道关于气还有很多其他的假设，认为气是世间万物的最小物质（夸克），但这里我们不使用这个假设，是因为我们认为水分子更容易帮助大家具象地理解中医，从而理解整个儿中医系统。

即使在水里面，也是可以产生气的！

其实这个现象可以类比于，人体内为什么会出现放屁、打嗝等等排气现象，难道是器官里面有气吗？其实不是，是器官里面的水产生形变而表现出要排出气体，所以看到排气现象，我们就知道体内的水一定是发生了变化（受热膨胀了，或者负压变成气态了）。

一旦建立"气就是水分子"这个假设（在经典物理范畴内），我们就可以在不同场景下不断使用，以验证这个假设和现有的中医理论是否合拍，如果不合适，就可以对这个假设进行进一步调整和完善。但到目前为止，我们还没有发现这个假设有什么不合适的。

气的体验：从人体水代谢感知中医的气

其实气的感受，我们每个人每天都有，只是熟视无睹，才会觉得气很神秘很抽象，其实气是很具体的，我们下面带大家体会一下。

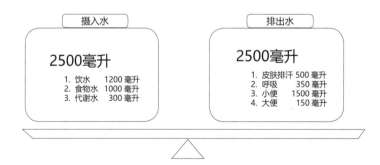

如上图，我们知道，人体每天摄入水的总量和排出水的总量

大体相同，否则人将会出现快速肥胖或者消瘦的现象。

人体每天摄入大约2500毫升水，这是科学观测和统计的结果。这些水主要来自我们所喝的水（饮用水）、食物里面的水和人体内合成的水。

身体排水的通道大致有四个：

第一个是显性和隐性出汗（皮肤），大约排出500毫升；

第二个是呼吸（肺），大约排出350毫升；

第三个是小便（膀胱），大约1500毫升；

第四个是大便（大肠），大约150毫升。

这四个通道中任一个通道被堵塞，水就不能正常从这个通道排出，那么就必然导致这个通道和其他通道出现一系列的问题，表现出来症状或者疾病。

水的代谢是一个简单而清晰的事实，但是我们往往很容易忽略的是水代谢的背后，同时伴随着热能代谢（也就是说水代谢异常，体内的热能代谢也将会出现异常）。

从下图我们可以看出，如果水代谢出了问题，热能代谢必将会出现相应的问题。

排出水		水排出增多 （水潴留热不足）	水排出减少 （热潴留）
表气 1/5	1. 皮肤排汗　500 毫升	阳虚怕冷	阳气被郁发热
	2. 呼吸　　　350 毫升	呼噜、鼻涕、痰	喘、干咳、口渴
里气 4/5	3. 小便　　　1500 毫升	肾虚尿频、淋沥	癃闭、发热、水肿
	4. 大便　　　150 毫升	便溏	便干

1. 从数据上看，皮肤的排水能力比肺的呼吸排水还要大很多，所以，当皮肤不能正常出汗散热的时候，体内热能蓄积过多，我们就会发热；当皮肤过分出汗的时候，体内热能排出去太多，我们就会怕冷。

2. 当我们从肺里面呼出的水太多的时候，我们会看到痰，或者听到呼噜声，里面温度会降低；当呼出来的水太少的时候，表示肺里面很干，我们会干咳，肺里面温度会升高，容易觉得口渴。

3. 当我们的小便排得太多的时候，由于排出热能过多，我们会觉得虚弱，会觉得怕冷；当小便排得太少的时候，由于热能排出太少，往往会觉得热，或者会出现水肿。

4. 当我们大便排出的水太多的时候，排出热能太多，一般情况下肠道温度会降低，会出现大便稀溏；排出水太少的时候，排出热能太少，一般肠道温度会升高，则会发生便秘。

人体排水通道出现异常，其实也就是"气"的排泄通道出现异常。我们可以直观地从水代谢异常里面，感受到气代谢的异常，以及与之相伴随的热能代谢异常，大家可以使用观察水代谢这个办法，慢慢观察自己身体的气代谢。

当然，这几个通道之一出现问题的时候，往往其他通道同时出现问题，有时候并非上述的那么简单。

如果留心，你会发现，中医在问诊的时候，往往非常关注这几个问题：排汗、大小便、咳喘等。这是因为这几个问题实际上反映了各个通道排水量的多少，也就反映了体内气的状况，比如尿少代表膀胱水蓄积了，也就是膀胱气有多余；排便稀溏代表脾湿气多了。中医有一句话叫"有诸内者必形于外"，是说身体内部出了状况，就一定会反映在外部。了解水代谢就可以了解人体内部气状态，其实就是通过外部症状，直接获取人体内部气的状态，这就是中医诊断的逻辑之一，实际上中医诊断就是在了解和感受人体的气。

气与鼻炎：用气来重新理解疾病

回到前面提到的鼻炎治疗，针刺迅速起效背后的原理是怎样的呢？

如果用"气就是水或者水分子"来理解，就会比较简单了。鼻炎患者鼻子部位经常是湿乎乎的，或者常流鼻涕，感觉很难受。鼻子这个位置那么湿，就说明鼻子部位气太多了。针刺进去以后，鼻子会很酸胀，一会儿的工夫就流出了很多鼻涕和眼泪，可以理解为鼻子局部过多的气被直接排出来了，或者说鼻窦内部过多的水被排出，对鼻腔的压迫就减小了，于是鼻子通畅了，呼吸就恢复正常。

当然这个治法可能更适合于不甚严重的患者，只要鼻部还没有郁而化脓，还只是局部症状，还没有对肺脏形成较大影响，基本上都可以通过针灸减轻症状或者解决问题。如果已经化脓，或者已经伤及肺脏，那就另当别论了。

我们将在后面大量使用"气就是水分子"这个假设，对古典中医理论进行思辨和重新演绎，并用临床实践进行对照。你可能会发现，古典的中医理论其实非常简捷、灵活而有趣，基本上初中物理就可以解决，所以几乎每个人都有可能搞明白中医究竟是怎么回事。

用气来理解其他疾病举例

颈肩疼痛的患者中，有很多人前胸或者后背，或者颈肩部位是不出汗的，那么，很显然，气的代谢在肩背或前胸皮肤表面出了问题，皮肤下存留了多余的水，这将对皮下组织内的血管形成比较大的压力，造成血液流动受阻，因此患处肌肉会有些僵硬，甚至会产生疼痛。中医把这种情况叫表气郁或表实。

对于这类病症，治法其实很简单，其核心就是用药物把身体表面的气打开，让患处的汗孔可以正常出汗，将多余的水或者气排出去，这样患处的压力解除，气血可以正常流通，颈肩就不痛了，僵硬感也就不存在了。

另一个与气的通道有关的现象

脸红或者容易脸红的人，其前胸多不出汗，原理是什么呢？

按照我们前面假设的气是水的微观结构，气代谢的同时伴随着热能代谢这个原理，结合经络理论，我们作如下推理：

前胸不容易排汗，会造成前胸的热能无法正常散出，这将导致与前胸相连的足阳明胃经整体偏热，而脸部主要由足阳明胃经控制（阳明胃经经过），脸部的热能要向下行进，由于胸部无法正常散热，脸部的热能就更容易蓄积，从而造成脸红。这也是一个非常有效的望诊法门，一般而言，当看到一个人很容易脸红的时候，就很容易推测出来，其前胸出汗不太通畅，治法还是一样，解表发汗。

真的管用吗？有一位好朋友，我们第一次见面时，我看了一眼就指出了他的这个问题，他非常惊讶，因为这么多年了，看过很多医生，却没有人知道他脸红是怎么回事，居然被一眼看出来，随后就简单了，一次治疗，脸色就改变了，更有趣的是连酒量都大长。

看来气的代谢在任何一个部位或者通道都不能发生堵塞，一旦发生异常就会出现各种临床症状，因此明白了气就是水，就容易通过水的代谢明白气的代谢，从而理解很多中医的道理。

第二节　气的阴阳五行——不只是哲学，更是物理学

我们认为，中医的理论体系建立在气这个底层概念上，阴阳五行等中医概念是气的物理学量度，用于对气进行物理描述。至于为什么可以用在哲学上，这里有更深入的原理，我们在讨论中

医天文的时候会涉及。至少在中医的具体应用上，气、阴阳五行可以是纯粹的物理学，而且如果阴阳五行是物理学，那么中医就是可以定性、定量，可以重复的理性科学。

首先让我们回顾一下初中物理。我们知道，水分子是不断运动的物质，它有三种形态——固态、液态和气态，不同形态，实质上反映了水分子的不同聚合排列状态，也表明了水分子所承载的热能状态。

水分子承载热能多的时候，是气态，分子之间的间距很大；水分子变成水需要减少热能，分子之间的间距缩小；固态则需要进一步释放热能，分子之间的间距略为增大，于是我们可以理解为，随着热能的增减，水分子的间距会发生变化，水分子构成的形态的体积会变化。

也就是说，随着所承载热能的增减，气会发生收缩和膨胀，同时气的温度会发生升高或降低的变化。

气化：气的同化作用

《黄帝内经》里面有一个极其重要的概念——气化，这是气的核心作用，气本身叫做"体"，气化作用叫做气的"用"，就是气这个本体的作用。我们理解为气化是气这个本体所承载的能量对周围的其他气所产生的同化作用。

我们设定气是水分子，那么在特定的气（特定温度、湿度、压力）的作用下，**气将与周围环境的气进行能量交换**，从而让环境被同化和被改造，就像多米诺骨牌一样，能量可以通过牌一路传递下去，相邻的牌会被最近的牌所影响（初中物理讲布朗运动的时候，描述了一个振动的灰尘，将动能传给另外一个被撞击的灰尘，能量在不断传递之中）。

正常人体体内的气（水）保持在一定的温度、湿度、密度、压力状态下，正常的气保证了正常的气化作用，人就不会生病。

按照二分法，不正常的气可能是温度过高、过低，气的密度过大、过小，湿度压力都处于不正常状态，**不正常的气会对**气周围的物质产生**不正常的气化**作用，不正常的气就是我们平常理解的**"病气"**或**"邪气"**，它们通过异常气化导致症状的出现、疾病的发生和进展，痰湿、瘀血等不应该在健康身体内出现的东西则是异常气化的产物。

气化其实不神奇，在我们的日常生活中比比皆是。比如用蒸锅热馒头，就是用热的气把冷馒头给蒸热；冰咖啡，就是用冰块的低温来同化咖啡的热度；再比如，我们人体被烫伤或者被冻伤就是极度异常温度的气，导致了极度异常的气化。

相应地，中医治疗，也正是利用了

气化真的不神奇！你还可以想到生活中的其他例子吗？

气的气化作用，将异常状态的气调节回正常状态，比如用寒治热，用热治寒，燥治湿，湿润燥，这就是中医的气化思维的具体表达。

气化异常的病例探讨：气的湿度异常，让她浑身掉白粉

有一个边远地区的小姑娘，从小就得了一种很奇怪的病，身上的皮肤除了背后心脏区域有块心形的完整皮肤以外，其他地方都一直掉细小的白色粉末，浑身出奇的痒，一到夏天就更加难受，几乎不能穿衣服，家里为了给她治病倾家荡产，村里和学校的人都疏远她。我见到她的时候，她快到发育年龄了，第一感觉就是必须尽快给她治好，不然这孩子以后怎么见人啊。

当时想到的是，这个孩子皮肤掉粉是干燥，因为她完全无汗，所以没有水分来润泽皮肤。如果能让水气通达皮肤，滋养枯燥的皮肤，应该就能改善症状。于是使用麻黄汤加术汤加减进行治疗，一周后，孩子的皮肤果然出现了很大的变化，原来掉粉的地方，现在出现了皮肤，原来的细小白粉变成了大的一片片的皮屑。

我知道治疗方向没有问题了，但是孩子还存在皮下发热、大便秘结等症状，于是顺着这个方向继续治疗，加入凉血养血之品，以及调胃承气之类的药物，调了4次方，大约1个月后，孩子的皮肤开始出现光泽，虽然还没有彻底治愈，但在夏天来临的时候，已经不再那么难受了。

很久以后，偶然在网上查到，小姑娘的疾病竟然是一种非常罕见的疾病，世界上见于报道的也就十几个人，这才感觉到气化这个东西的玄妙。

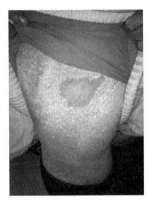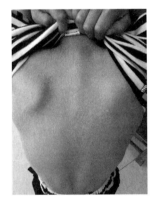

治疗前　　　　　　　　治疗后

用古典中医的路子，我们不用被疾病的名头或者样子所吓到，按照气化的路子，见招拆招就好。

从这个案例我们可以看到，皮肤表面的气化出现了严重的问题。如果我们用最基本的常识和逻辑来思考，我们就应该想到表面没有水（气）这个问题，而善于使用气和气化来理解各种症状，你就可以把各种奇奇怪怪的临床症状看得清清楚楚，然后使用气化原理来制订治疗方案。这样的理论应用，是有逻辑可循的，疗效是可以重复的。

与此同时，我们也体会到，古典中医在调节全身或局部的气化状态的时候，并不过多关注患者的皮屑到底有什么异常，我们只是改善气化环境，气化环境改变了，症状就改变了；而西方医学更加侧重于研究皮屑本身的问题，中西医差异由此可见一斑。

关于气的功能，《难经·八难》中有比较明确的概括："气者，人之根本也"。说明气对人体具有非常重要的作用。概括起来有以下五个方面。

1. 推动作用

人体的生长发育，各脏腑经络的生理活动，血液的生成与运行，津液的输布和排泄，都依赖气的激发。若气的这一功能不足，就会影响人体的生长发育或出现早衰，脏腑、经络功能会减退，还会引起血虚、血脉瘀滞和水湿停滞等病变。

2. 温煦作用

《难经·二十二难》说"气主煦之"。即指气有熏蒸温煦的作用。气是人体热量的来源，人体能维持正常的体温，与气的温煦作用密切相关。若温煦作用不足，便可出现畏寒肢冷、瘀血等。

3. 防御作用

气能护卫肌表，防御外邪侵犯，又能与入侵之病邪作斗争，若驱邪外出，则身体康复，若气的这一功能不足，则易受邪而发病。正如《素问·评热病论》说："邪之所凑，其气必虚。"

4. 固摄作用

气的固摄作用，主要是对血、精、津液等液态物质具有防止其无故流失的作用。若这一功能不足，便可出现出血、自汗、遗精等病症。

5. 气化作用

气化是指通过气的运动而产生的各种变化。具体来说，是指精、气、血、津液各自的新陈代谢及其相互转化。若这一功能失常，就会影响到气、血、津液的新陈代谢，影响到饮食物的消化吸收，影响到汗液、尿液和粪便等代谢产物的排泄。

上述气的五种功能，实际上都是以气化为基础来实现的，因为只有气化作用，才能保持人体各部位恒温，状态恒常，才能保持人体正常的生命活动。

阴阳：装载不同能量的气

我们理解了气的本体是水分子，明白了气的作用是气化，并有了直观感受以后，就可以进入"快车道"了。我们可以尝试用物理的方式来理解阴阳五行。

很明显，气有两个大的气化方向，一个是寒化，另一个是热化，也就是前面提到蒸馒头和冰咖啡的气化方向的区别。

那么什么是气化的动力呢？

布朗运动的故事里，一个灰尘让另外一个灰尘开始振动，而为什么这个灰尘本身会振动呢？这是因为它所携带的能量（动能）让它处于振动状态，能量有很多种形式，如动能、热能、势能等等，这些才是灰尘们振动起来的真正原因。

然而物质是可见的，能量却不可见。

气的本体是物质，气的作用是气化，气化作用的强弱则是气化的能力，实质是气所携带的能量的强弱，**由此看来，气是物质（本体）和能量一体的（古人说"体用合一"）。**

从体用角度看阴阳：

气所具备的能量，按照性质分类，可以分为阴阳两类：

- 可以让气热化的能量叫做阳；

- 可以让气寒化的能量叫做阴。

把能量装载在气上，可以进一步明确：

- 具备寒化作用的能量（气）叫做阴；

- 具备热化作用的能量（气）叫做阳。

《黄帝内经》中讲"孤阴不长，独阳不生"，就是说纯阴的能量和纯阳的能量一样，不能生长万物和生命。简单理解就是：一直热下去，生命就会烧死；一直寒下去，生命就会冻死。

阴阳的能量需要合作，形成动态平衡，构建出来生命态存在所必需的环境。正如《道德经》所言："万物负阴而抱阳，冲气以为和。"略微延伸一下，我们可以感觉到中华文化的精深："以和为贵"，就是表达了阴阳能量需要相互依存（负阴抱阳），需要竞争合作（冲气），以达到平衡的状态（和）。

明确了阴阳是气的用（同化作用）这个方向，气的本体也可以分为：阴气和阳气，或者简称为阴和阳，表达的是装载了不同能量的气，而这种气的运动状态不同：

- 运动相对静止的是阴气；

- 运动相对剧烈的是阳气。

从物理学角度看阴阳：

- 阴气的水分子振动幅度较小，所承载的热能较少；

- 阳气的水分子振动幅度较大，所承载的热能较多。

同时，这里所谈的阴阳是相对概念，根据参照系不同，阴阳随时可能变化，比如相对于40摄氏度的水而言，20摄氏度的水是冷水是阴，但相对于0摄氏度的冰而言，20摄氏度的水是阳。

阴阳在中国传统文化中，是个颇具神秘色彩的词。如果从物理学的角度解释阴阳，神秘感是不是瞬间消失了呢？

由上面的讨论，我们可以明确地把水区分出来：

• 凡是导致水分子运动状态越来越剧烈的都是阳；

• 凡是导致水分子运动状态越来越静止的都是阴。

根据这个原则，我们可以把世界万物分成阴阳两大类：

• 可以让气朝阳方向转化的都是阳；

• 可以让气朝阴方向转化的都是阴。

从这个角度而言，阴阳的强弱应该是可以计算的。我们认为古人立竿测日画出来的太极图，就是阴阳比例计算的公式。

用这个方法去判断阴阳，你就会迅速成为判断阴阳的高手。

如《黄帝内经》所言："阳化气，阴成形。"阳的能量可以将水气化分散，而阴的能量可以将水凝聚成形。

五行：气的五种运动状态

前面我们谈了阴阳作为气的体和用分类，下面来看看五行。

假设气是水分子，我们还会发现这样的现象：

给烧杯里面的水加热，我们会看到水受热后产生连续的变化（产生气泡、沸腾，变成水蒸气）；然后我们把热源撤走，让水慢慢冷却回原来的温度，我们会看到水经历反向的连续变化。

假定加热蒸发的水可以完全回到烧杯里面，那么水经历了一个加热和散热的过程，水的形态经历了从扩张发散到收缩聚集的过程。

这两个过程分别可以叫做热化过程和寒化过程。用二分法来看，水在这个完整过程中，一半时间处于阳的状态，一半时间处于阴的状态。

然而，实际上水的状态是连续变化的，如果把这个过程分为五个阶段，我们就会看到五行！

这五个阶段，气会产生五种变化，我们认为这**五种变化方向就是气的五行**，即木行、火行、土行、金行、水行。

木行

当水温度升高的时候，水分子的振动幅度会加大，逐渐由液态进入气态，水分子的间隔增大。这个变化过程可以称为"生"，处于这种运动状态的气可以定义为"木"气，这种气背后的能量，或者气化能力叫做"木"行。我们可以看到自然界木的能量，把水从树根部提升到叶片中，再散发到空气中。

火行

当温度进一步升高，运动幅度进一步加大，气态水分子的振动幅度将更大，振幅走向最大的过程称为"长"，处于这种运动状态的气可以定义为"火"气。这种气背后的能量，或者气化能力叫做"火"行。

土行

当温度进入一个稳定的状态不再升高也不再降低，那么水分子的振幅，将不再增大，也不再减小，这个过程叫"化"，处于这种运动状态的气可以定义为"土"气。这种气背后的能量，或者气化能力叫做"土"行。

金行

当温度开始出现降低，水分子的振幅开始减小，水分子之间的距离变得更小。这个过程叫做"收"，处于这种运动状态的气可以定义为"金"气，这种气背后的能量，或者气化能力叫做"金"行。

水行

当温度降到最低，水分子的振幅减到最小，水分子之间的距离变得更小，凝结成水。这个过程叫做"藏"，处于这种运动状态的气可以定义为"水"气，这种气背后的能量，或者气化能力叫做"水"行。

我们分析之后就会发现，五气五行，实际上是阴阳运动状态的细化，五行只是对阴阳变化趋势更加精确的描述。

水分子（气）呈现出上述5种运动状态的时候，其能量的状态就是"生-长-化-收-藏"，其形态在时间变化上出现的状态则是"生-长-壮-老-已"。气的这五种运动状态又分别命名为木、火、土、金、水，反映了水所承载的能量不同。

所谓五行体用合一，既指气本身，又指气的功用。我们经常听说的某种东西是哪一行，是在谈某个事物可以归属到五行的哪个类，其分类原则我们可以这样理解：凡是使五行气的体增加，或者加强该五行的用（能力）的事物，全都为该五行的类属。比如东风是运载木气的，因为北半球东侧海平面接受太阳辐射后，最先升起来温热的气（这是体，就是木本身），而这个气具备木的气化能力（这是用），所以东方属于木，或木行。按照这个原则，所有的五行类属都能轻松列出来。

下图是五行类象示意图（《黄帝内经》把人体和自然界分成五类）：

自然界和人体的五行属性表															
自然界						五行	人体								
五味	五色	五化	五气	五方	五季		五脏	五腑	五官	五液	五华	五体	情志	五声	五志	脉象
酸	青	生	风	东	春	木	肝	胆	目	泪	爪	筋	怒	呼	魂	弦
苦	赤	长	暑	南	夏	火	心	小肠	舌	汗	面	脉	喜	笑	神	钩（洪）
甘	黄	化	湿	中	长夏	土	脾	胃	口	涎	唇	肉	思	歌	意	缓
辛	白	收	燥	西	秋	金	肺	大肠	鼻	涕	毛	皮	悲	哭	魄	毛（浮）
咸	黑	藏	寒	北	冬	水	肾	膀胱	耳	唾	发	骨	恐	呻	志	石（沉）

五行生克：五种状态气的制约关系

五行生克制化是中医里面一个很容易让人误解的东西。为什么谈身体脏腑的时候，还需要谈木克土、土克水、木生火、土生金这些抽象的概念呢？于是有些理论对五行做了取象比类，如木头可以把泥土打散，土可以挡住水，木头点燃了可以出现火，土里可以提炼出来金属等。可是这些现象和身体有什么关系呢？如果进一步思考，你还会觉得更奇怪，肝属木，脾属土，肝木克脾土，也就是说肝可以克脾，这又从何说起？两个身体里面看起来不相关的脏器，怎么会存在制约关系呢？

此外，五行之间还存在一种反侮关系，比如土可以反侮木，刚才说木头可以打败土，现在土怎么又可以打败木头了呢？看上去好像很难自圆其说了吧。

自《黄帝内经》以降，我们的祖先其实也在反思这个问题，但由于文化传承比较连续，理解起来没有那么复杂。尽管如此，还是不断有人和我们现代人一样提出了质疑，认为五行生克制化不是这些"道具"之间的斗争和平衡！

清代大医学家、乾隆皇帝的御医黄元御在他的著作《四圣心源》里面讲："其相生相克，皆以气而不以质也，成质则不能生克矣。"这是一个非常有价值的思考，非常明确的表达，是对中医理论的巨大贡献。他认为，我们应该在气的层次上看五行的制化关系，气之间可以直接发生相生、相克、相乘、反侮，而不是有形物质之间的事情。

我们的理解，由于首先设定了气为水分子，阴阳和五行实则为特定运动状态的水分子，以及它本身具备的同化能力。那么我们可以很清晰地理解五行之间的制约关系。

五行生克制化，实际上就是不同运动状态的水分子（气）之间的较量，或者说水分子（气）所承载的五行能量之间的较量！

我们知道，地球在绕太阳进行周年回归运动的过程中，形成了春、夏、秋、冬四个季节，不过，《黄帝内经》对四季的划分和我们略有不同，它会谈到五个季节，把一年平均成五等分，分

五行生克制化，实际上就是不同运动状态的水分子之间的较量！

别是春、夏、长夏、秋、冬，多出一个长夏，长夏是夏和秋之间的一个季节。五个季节各有自己的气，这些气有自己的气化特点（五行）。

自然界的五季变化如下：

春天的太阳辐射造成了气的木运动（木行），形成了春天的自然物候环境，水分子从地或者地下水，被蒸腾到空气中，所以我们看到草木重新生长，因为水被热能蒸发向上、向外运动，由此草木的顶部、外部接受了温暖的水，被温暖润泽，开始了生命活动，这也是为什么春天被定为**生的季节**。

夏天的太阳辐射造成了气的火运动（火行），形成了夏天的自然物候环境，水分子因为累积辐射和强辐射累积的高温蒸腾到高一点的空间，所以我们看到自然界的生物更加舒展，树木的叶子长到最多、最大。因为需要向空气中释放水以散热，同时我们看到夏天空气中的云开始增多，雨量增多。生命活动进入逐步旺盛的状态，这也是为什么夏天被定为**长的季节**。

长夏季的太阳辐射造成了气的土运动（土行），形成了长夏的自然物候环境（湿热）。水分子因为夏天的蒸腾作用，在高空中越积累越多，夏季太阳辐射强度达到最强，因此高空中出现了湿度很大、温度很高的空气，所以我们看到自然界的生物被湿热所困扰，树木的叶子不再长大，不再增多，而是在保持状态。这是因为高空中的水分已经不容易再增加，所以叶子不会再长了；同时我们看到空气中的云增加到最多，湿度过大，极容易下雨。生命活动进入一个湿热控制的状态，人每天代谢、转化的水分量很大，这也是为什么长夏季被定为**化的季节**。

秋季的太阳辐射造成了气的金运动（金行）形成秋天的自然物候环境，因为太阳辐射角进一步降低，大气层的温度逐步下降，水分子开始受冷凝结，空气中因为丢失水分而变得干燥，树木的叶子开始减少、缩小。同时因为需要向空气中释放水和热能的需求变小，我们看到空气中的云开始减少。生命活动进入一个逐步减少消耗的状态，这也是为什么秋天被定为**收的季节**。

冬天的太阳辐射造成了气的水运动（水行）形成了冬天的自然物候环境。因为太阳辐射角逐步降到最小，大气层的温度逐步降到最低，水分子开始受寒凝结为冰晶，空气中因为水凝结成冰晶而显得湿度加大，树木的叶子需要掉落，以减少向空气中释放水和热能，同时我们看到大气层的反射加强，容易看到大片的白色，那是冰晶在空中漂浮的状态。生命活动进入一个闭藏的状态以减少能量的消耗，有些动物开始冬眠，有些草木直接凋零成仅剩下根部，等待来年重生，这也是为什么冬天被定为**藏的季节**。

五行的相生相克

下面我们假设，把春天升发的气和秋天收敛的气放在一起，会发生什么呢？

• 如果金气的"凉降"能量，总体大于木气的"温升"能量，那么在金木气进行中和（冲气以为和）以后，气温将走低，气将表现出金气的特质，**这就是"金克木"**。

• 反过来，如果木气的"温升"能量总体大于金气的"凉降"能量，在金木气中和以后，气温将走高，气将表现出木气的特质，**这就是"木侮金"**。

另一个问题，相生关系是什么样的呢？

我们让春天的木气持续增加，气的温度会升高，气将表现出火气的特质，这就是相生。

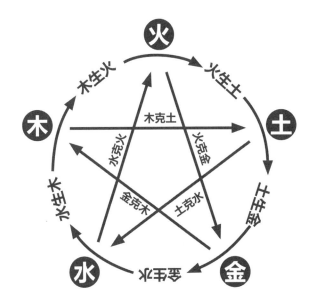

相乘关系就更简单了：

如果我们要冲和水气（寒）和火气（热），现在放两组，其中第一组水气和火气的量相当，火气的温度将被水气降下来；第二组水气正常火气很少，我们会发现第二组温度会更低，这就是相乘关系，是乘胜追击的意思。

由上面的分析，我们发现，气一旦落实到水分子，原本抽象的五行生克制化将变得非常具体而活泼，原本不好理解的克和反克是如此清晰。

五行生克制化是人体的保护机制

中医认为人体五脏构成了五个系统，五脏控制着气的五行气化，整体而言，身体各个系统的气化状态保持着动态平衡，人才是健康存在的。当某一脏腑的气过于亢进，五脏之间就会产生一连串的生克制化反应，来减轻这个亢进的气所产生的不良影响，表现为一种对抗过去气化的缓冲机制。

缓冲过程举例

1. 假如心火的气亢进，体内气的温度升高，气的密度加大，形成实热；

2. 那么肺的燥凉的气就会被克制，于是身体表现出来发热、口渴、咳嗽等症状；

3. 肺的金气气化作用减弱后，原本受燥金气制约的肝木气，就会失去原有的制约力度，从而肝木升发的气化作用被加强；

4. 肝木气升发的气化加强后，脾的湿土气就会被克制（成为燥土）；

5. 而脾土湿气被削弱后，原来被脾土气克制的肾水的寒化气化作用加强；

6. 肾水寒化气化加强后，心火气将被制约。

这就是人体某脏腑的气太过强盛以后，将引发的一系列反应，而反应的结果是经过一系列的联动反应，过于强盛的气被弱化了。

五行之间的这个联动的生克制化关系，造成了气的某个运动趋势不可能过强；相反，某个脏腑的气突然变弱所产生的影响，也同样会被五行的制约关系所削弱。正是五行的这种互相制约关系，构成了一个缓冲，以应对突发的能量变化，从而对人体形成良好的保护。自然界也一样，当极端天气出现的时候，不可能会持久，因为一定会有与其五行相克的气来缓冲这个过分的天气，所以我们人类所处的大气圈相对比较稳定，我们是安全的。

同样地，气在体内互相制约的调节过程，会让我们在一些疾病治疗的过程中看到一些症状反复出现。这是因为治疗打破了原有的平衡状态，进入新的平衡状态，由于有缓冲机制的存在，需要时间来调整，因此在治疗过程中我们需要有一些耐心，等待新的平衡态的建立，不能被治疗过程中出现的一些疾病反应的假象迷惑，而对治疗失去信心，甚至半途而废。

六气：六种不同性质的气

古人认为，自然界的天气和人气是相对应的。

前面谈了古人把一年分成五季，每一个季就是一个五行。其实古人还把一年分成了六个时段，每个时段的气又重新定了一个名字，它们分别是：

厥阴风木

少阴君火

少阳相火

太阴湿土

阳明燥金

太阳寒水

为什么前面定义了五气五行，还要定义六气呢？真实的原因我们也无法得知。但是可能的状况是，人体有五脏系统，控制着五脏的生化作用，同时人体有六腑和十二经系统参与人体的整体运行，而其中十二经系统的气血状况和自然界十二个月的气的状况比较相似，十二经可以被分为六个模块，对应的十二个月可以被分为六个时间段，这六个时间段内自然界的气所呈现的特点和十二经的气的特点一一对应。

正如前面六气的名字比如厥阴风木，对应的就是厥阴时段（大致在阳历每年1月21日—3月21日），而人体对应的经络则是手厥阴心包经和足厥阴肝经的经络气血状况。

至于古人为什么可以建立这样的对应关系，这个问题我们有很多猜想，但是并不成熟，所以无法进行深入探讨。《黄帝内经》里面专门有提到人与自然界的相应，是靠气来实现的，但就像问一个问题，"为什么人体会长出五脏六腑，而不是五脏七腑"，这个问题我们不好回答，虽然古人确实可能有其更加深远的考虑，但是这里我们不做探讨，先尊重人体就是长成这样的，而古人发现了自然界和人体之间的关联。

需要注意的是谈六气是因为人体也有六气与之对应，而六气却只有五行（五种能量状态），这是为什么呢？

如果将一年分解为五季，那么自然界的气可以划分为五气，这五气有五种气化功能（五行），对应于五脏的气化功能。

而如果将一年分为六季，那么自然界的气可以划分为六气，这六气的气化虽然具备风、寒、暑、湿、燥、火六种不同的特性，但是从热能代谢过程的角度，却只有五种，六气的"少阴君火"和"少阳相火"都是火的特质，所以虽然是六气但却只有五行。

进一步细究，为什么少阴君火和少阳相火同属于火呢？它们之间有什么区别？我们认为，太阳辐射将地球水气化出来的气具有"火"的气化作用，这种直接气化出来的气叫做"君火"；而少

注：六气名称的结构——六分法的时间段＋气本体＋气的五行属性，完整表达了气的时间空间、气的性质和气化特点，如厥阴风木，是指六个时间分段的厥阴段（阳历1月21日－3月21日左右），逐步升温的风气，其五行特质为木（温升的气化特质）。

阳相火则不同，太阳辐射到地球以后，除了气化水为地球直接增加热能以外，大气层还有保留热能的温室效应，因此大气层本身保留了很大一部分热能，这一部分热能也有"火"的气化作用，这一部分气叫做"相火"。

因此，六气只有五行，对应的人体的六气气化作用的性质也只有五行。

人是自然界里面一个小小的物种，自然界的植物被气候所同化的时候，人也被时刻气化着，于是天人相应的问题出现了。

人如何与自然界的六气保持同步呢？

从前面人体水的代谢通道，我们可以知道：

活着的人处于"大气的海洋"，人在呼吸、在皮肤出汗的时候，就是与自然界的气保持同步交换，保持温度、湿度、压力的同步；当自然界气的温度、湿度、压力发生变化时，人将迅速通过呼吸、排汗、散热等办法进行调适以保持同步。

所以我们会看到，人从平原地区进入西藏高原的时候，身体调适速度不够，将会产生高原反应。当人从寒冷的北方进入湿热的南方，身体很快会变得湿润起来。同样，不同年月出生的人，被不同年月的气候所同化，因此具有不同的先天体质特点（内经的五运六气理论对此进行了深入的探讨），举例而言，1978年7月出生的人和1976年12月出生的人，体质有很大的差别，前者可能不怕冷，而后者很怕冷。

《黄帝内经》中气的分类很多，我们这里突出强调六气的原因是，六气是一种和临床非常接近的分类方法，直接联系自然界气候和人体十二经络，而我们认为《伤寒论》的六经主要讨论六气致病的问题，所以我们单独提出来介绍，把六气作为中医基础理论，连接本书后面的临床诊断、治疗知识。

第三节　气在人体的运作机制——能量代谢的秘密

活着的人体内，气在不断流动，从而实现了全身体温的平衡和调节。我们前面看到了人体水代谢的情形，也知道其背后伴随着热能的代谢。那么究竟体内的热能代谢是如何实现平衡，又是通过什么样的管网实现能量传输，通过什么样的机制实现热能交换的呢？

《道德经》讲"道生一，一生二，二生三，三生万物"，我们可以理解为：道生了太阳，太阳的热能产生了天地二气的运动，天地二气不断气化交流，形成了世间万物所需要的环境，从而产生了世间万物。

人体也是如此，体内分为气血两个部分，负责能量代谢的不同方面，气血之间的热能不断交换，共同作用产生的气化作用维系了生命的存在。**而气血所流动的通道（热能流转的通道）却在经络。**

气在人体流动的通道

中国古人很早就发现了经络的存在，而且详尽地描绘了各种经络图谱，将穴位和经络清晰地表达在铜人身上。

如果我们不懂经络背后的规律，我们看到的只有密密麻麻的线条和杂乱无章的穴位,而如果理解了经络分布的规律,你就会非常容易理解并记住经络的分布。

既然经络是气或者气所承载的能量循环运行的通道,那么我们先搞清楚一般能量循环的规律。

首先我们看自然界常见的热能对流模型:

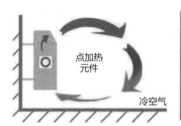
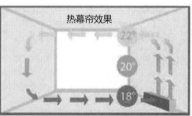

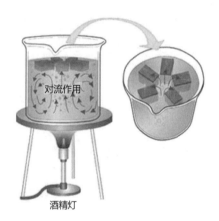

从这些模型中我们会发现,水或者空气被加热以后,热能在水中实现均匀分布需要经历一个过程,需要通过循环对流来实现。

为什么被加热的水或者空气会发生循环对流呢?

1. 因为水或者空气被加热时,局部出现温度上升,体积膨胀，密度变小而上升；

2. 当该局部的水上升到顶点的时候，热能逐步扩散给了周围的水，温度开始降低，因此该局部密度开始变大而下降；

3. 当降到最低点时又被加热，密度又开始变小而上升，这样不断地吸热上升、散热下降就形成了动态循环的热对流。

我们知道人类是恒温动物，因此人体一定有一个热能循环和代谢机制来保持身体各个部位体温的相对恒定。

人体在体温保持恒定的过程中，一定会同时存在两个系统：供热系统和散热系统，正如汽车的发动机系统造热和风扇系统散热一样需要配合工作，在发热和散热共同的作用下，人体在环境温度变化时，在运动和睡眠时，才能将体温保持在相对恒定的状态。

继续来看自然界气温的调节：

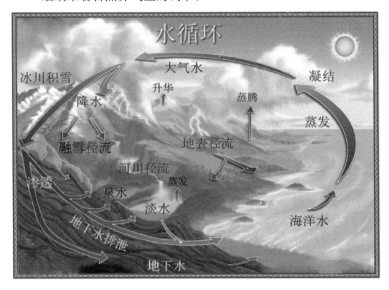

我们看到，即便是更大范围的热运动，也是同样的规律。水被加热升到空中，不断散热，温度降下来，气凝结为水再聚合降下来，水气的升降运动实现了热能在大气层的流动，使得我们所生活的生态圈的气温保持相对恒定。

但是在火星或者月球上，这种情况就完全不同了。由于表面没有水的存在，无法形成水气的热对流循环，热能无法有效流动和分布，因而就导致了其星球表面的气温变化幅度极大，不适合物种生存。

以上探讨的都是自然界的热对流运动，我们的目的是方便大家理解人体内的热能也存在类似的热对流循环，其流动方式和烧杯里面的对流方式几乎没有太大差别，循环的通道是经络，请看模型：

经络的三条阴经从体内向上前进，然后通过正面（阳明）、背后（太阳）和侧面（少阳）的阳经向下走行。阴经和阳经首尾相连，形成了气的升降、内外（开合或出入）运动。

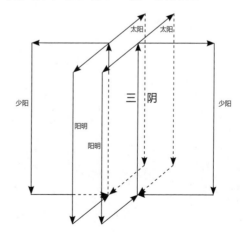

　　经络在体内和体表的分布，和水杯里面不断升降循环的热流很像，**经络的三条阴经从体内向上前进，然后通过正面（阳明）、背后（太阳）和侧面（少阳）的阳经向下走行。阴经和阳经首尾相连，形成了气的升降、内外（开合或出入）运动。**

　　于是我们比较简单地就记住了经络的分布规律：

　　足经经络分布面积较大，穿过了整个躯干，其中，

　　足的三条阳经经络从头顶下行进，

　　太阳膀胱经走身后，

　　阳明胃经走身前，

　　少阳胆经走身侧。

　　和它们相表里的足三条阴经经络从足部向上行进，

　　少阴肾经走身后，

　　太阴脾经走身前，

　　厥阴肝经走身侧。

　　总之，足经经络分成前、中、后三个部分，构成循环的圆圈，阴经从腿内侧升起，阳经从头部四周降下。你只要想象水在烧杯里面的上下内外循环流动的情形，就很容易明白人体经络分布的规律。

　　我们把足经规律弄清楚后，手经的规律其实差不多，只不过手经主要在手部和头胸部，把双臂举起，手的三阴经从胸向上走到手，阳经向下走到头，也是阴升阳降、内升外降（手臂内侧升

起，手臂外侧降下）的规律。

由此我们总结为：身体的热能循环和大自然的热能循环相似，热能从心（君火）肺循环，进入肺所主的气，气载着热能从身体表面向下行，边下降边耗散到体外，气降温并下降到最低处，再被肾区的相火加热，重新向上升起。这样气就通过在经络里面的上下内外运行，实现了热能的循环对流。

经络真实存在

中西医在人体形态认识上有一个很大的不同点——中医认为有经络存在。经络是气血运行的轨道，经是大结构，络是小结构，还有更小的浮络、孙络，有点类似于血管、毛细血管的分类。但是经络不仅仅是经络，还包括血管，《黄帝内经》说，营行脉中，卫行脉外，是说营气在经络里面走行，卫气在经络外面走行，可见气不仅仅运行于血管内，还运行于血管外。不仅如此，《黄帝内经》还比较详细地描述了血管内的气和血管外的气是如何运行的。

古人是如何发现经络的，仍无定论。据说，有返观内照功能的人可以看到或者说是感觉到经络。我们自己的体会是，在静坐的时候，可以明确感觉到热气所流经的大致部位和通道，如果静心的程度足够，还可以进一步感知到更多细节。

另外，在我们实施针灸的过程中，当针灸针刺入经脉或穴位以后，往往我们会问患者：气到哪儿了？凡是经络通畅的患者，都可以迅速而准确地回答出经络里面的气流到的具体部位;而经络堵塞的患者,往往只会觉得针灸针附近的局部出现酸、胀或痛的感觉,这样的患者还需要顺着该经络继续针灸,一旦把堵塞的经络疏通了,他们也可以迅速地描述出经络里面的气流到的具体位置。因此,我们很多时候并不针灸某个具体穴位,而是根据堵塞发生的地方,在该堵塞点及其上下游(经络循行的方向)给予针灸,这样就可以调通这条经络。

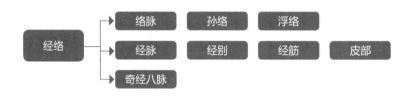

上图是经络的分类,经络分为经脉、络脉和奇经八脉(任脉、督脉、冲脉、带脉、阴跷脉、阳跷脉)。

人体的正经有十二条,各又分出一络,任督二脉各有一条别络,脾经有一大络,所以合称为十五络脉。十五络脉的功能是沟通五脏六腑、阴阳表里、运行五脏经气,并且加强和促进了十二经脉在四肢百骸、阴阳表里上下的循环及流注传递。

从络脉分出的小支称为孙络和浮络,它们呈网状分布于全身,主要起到输布经气,促进经脉气血循环的作用,并使气血循行于经筋和外表的皮部。

而经脉本身又连接了经别、经筋。

整个经脉系统**像海绵结构一样包裹全身**,联系肌肉、骨骼、血管、筋膜、皮肤、脏器,就像一张大网把身体所有的组织结构连接起来，形成了运输物质和能量的重要通路。

人体的气不断循环分布，热能不断随着气血通过经脉输送，通过十五络脉、浮络、孙络以及更加细微的结构，运送至周身各处，为身体各个部位提供了生命活动所需的基本物质。

明白了经络的作用，我们就可以很清晰地推断出来：

1. 如果经络发生堵塞，堵塞处的气的状态一定会发生改变，气的气化也将发生问题；

2. 同时人体局部或与之连通的器官，也会发生器质、功能和主观感受的变化；

3. 就像有时候一个局部的交通堵塞，会引发大面积的堵塞，从而造成城市功能严重受损一样，经络的局部堵塞也有可能引起全身性的疾病。

然而经络确实存在吗？为什么到目前为止，现代解剖学目前依然无法直接证明经络的存在？

事实上，我国当代的许多科学家、医学家对经络进行了深入研究，并且取得了不少重大发现。

经络存在的实验证明

著名经络学家祝总骧教授，首次用科学实验证明了人体经络的存在。祝总骧教授生于1923年，毕业于北平中国大学化学系，1947年转入北京医科大学后任生理学讲师，1956年到中国协和医科大学任教，并在心脏生理和高血压发病原理研究等方面做出了重要贡献。

1973年以来，他在中国科学院生物物理所与合作者经过20年长期艰苦攻关，运用电子学、生物化学、生物物理学、声学和形态学等多种学科检测和独特的实验法，准确地揭示了人体经络线的分布位置，证实了古典经络图谱的高度科学性和客观存在。以后又提出"经络是多层次、多功能、多形态立体结构的调控系统"的理论。

祝总骧教授通过几十年的研究发现，经络广泛地存在于各种生物体包括动物和植物之中，不仅是人体，就连马、狗等动物，甚至连黄瓜、西瓜等植物，都存在经络，对它们的经络分别进行刺激，都会产生和人类类似的经络刺激作用。

更加令人惊讶的是，经络还存在于断臂残肢里，甚至尸体里，这无疑说明了经络是一个客观的存在，更加类似于一个循环系统，是某种固定的通路，并不随生命的变化而变化。虽然现代解剖学还没有找到确凿的证据（不过依然有很多科学家找到了他们认为的证据），但是从目前的研究结果来看，经络的存在是确定无疑的，只不过没有被现代解剖学所认识而已。

经络所表现出来的特异性能，有导电性能、温度、发光、对声音的传导，在一些化学反应层次上，经络都和周围的组织有所不同。祝总骧教授所描绘出来的经络，在形态学上和我们古人所画的经络的图形几乎完全一致。

经络生理构造的探索

近期，我国医学家，863"数字人"课题组原林博士通过"中国数字人"项目，提出了经络与筋膜学理论（即主要经络运行在筋膜系统中）。

其方法是利用数字人数据和CT、MRI数据，对人体结缔组织断面图像进行标记和重建，并与中医经络相比较，对全身筋膜结缔组织支架进行生物进化和胚胎发育分析。

分析结果发现，对人体结缔组织断面图像进行的标记和重建，显示出与中医经络记载走向接近的影像结构，原来全身的结缔组织均与经络密切相关。经络的组织学结构为非特异性结缔组织，也就是筋膜系统。课题发现人体十二经络和分布于全身的筋膜系统有密切的联系。

经络测量数据的临床应用

说到经络的现代临床应用，就不得不提到一位著名的旅美中医——毛小妹博士。她通过十几年坚持实践，在临床使用经络测量仪辅助诊断和治疗，验证到经络数据随着每年气候的变迁（黄帝内经五运六气学说）而发生规律性变化。

变化的规律在《黄帝内经》里面已详细说明，毛小妹博士的监测可谓是对《黄帝内经》五运六气理论的科学验证。同时

毛小妹博士也是国际上第一位根据《黄帝内经》的五运六气学，准确预测SARS结束时间的中医。通过长期的观测，毛博士认为人体经络反映了天地气候和人体体质、疾病之间的互相关系，著有《医易时空学：用电脑测经络验证五运六气的科学性》《中医五运六气体质学》。

更重要的是，经络测量的是电阻值，经络循行处的电阻值比非经络处电阻值小很多，所以经络测量的数据正好显示了经络的特异性，也证明了经络实质上的存在，不仅如此，经络测量数据还可以用于指导临床诊断和治疗的分析。

按照前面对于气的假设，经络里面的气血按照一定的方向流动，那么经络的测量，其实就是测量经络对电流的通导性如何。当经络里面发生瘀阻的时候，经络的水占比变小，该经络的导电性就会相应地变差；而当经络里水占比变大的时候，经络的导电性能就会变强。这几种状态正好对应了该经络的虚和实。

最后，有一些生活常识可以帮助大家理解经络的存在形态。我们在经过一些山体隧道的时候，有时会看到隧道里坚硬的岩壁上有的地方有水渗出，而其他地方并没有水渗出。可是在渗出水的地方，并没有看到明显的渠道，但这并不代表渗出水的地方没有缝隙，那里一定有细微的缝隙，以至于水在山体里会沿着某些特定的通道进行渗透，甚至流动。经络在解剖学上穿过了很多组织，在某种程度上类似于这个山体里面可以渗透水的结构，这只是我们观察生活的发现和猜测，仅供参考。

营气和卫气，如妻与夫，分主内外

《黄帝内经》中讲：营行脉中，卫行脉外。

即使是没有学过人体解剖结构的人都可以知道，人体的血管是一个封闭的系统，静脉和动脉在毛细血管层次直接相连。血管如果不封闭的话，就会有血液流出来，而实际上，**正常人的血是**

不会随意流出来的，由此我们知道血管是一个封闭的系统。

于是，我们根据血管内外，把水（气）的存在分为血管内和血管外两种，而古人把脉（血管）里面运行的气叫做营气，脉（血管）外面运行的气叫做卫气。并且非常详细地描述了营气和卫气的运行规律。

黄元御在《灵枢悬解》中，如是解释营卫：

营卫者，经络之气血，气行脉外曰卫，血行脉中曰营。营卫二气，皆水谷所化，故营气之道，以内谷为宝。营气，血脉中之气也。谷入于胃，消化于脾，脾气散精，乃传之于肺。肺主气，气化津，津则流溢于中，气则布散于外。慓悍者，行于脉外，是为卫气。精专者，行于经隧，是谓营气。地道曰隧。《左传》曰：晋侯请隧。《注》：隧为地道，以葬也。经隧，经中之道也。常营无已，营，行也。《诗》：营营青绳。注：营营，往来貌。终而复始，是谓天地之纪也。

由此我们可以看到，经络类似于隧道，在隧道里和隧道外分别运行营气和卫气，于是我们知道经络里运行的同时有营气和卫气，又可以叫做营血和卫气，同时，由于营血只存在于血管内，我们又可以把人体的气或者水，分为气和血两部分，统称气血。这就是为什么《黄帝内经》讲人体只有气血两者，因为人体皮肤下确实只存在血管内和血管外而已。

让我们先看看血管内外的营气和卫气的流动循环规律。

营气循环

营气在人体的流动和潮汐相似，存在节律性的高潮。

我们知道自然界的潮汐，如钱塘江每天潮涨潮落，并且涨落时间每天推迟一些，这是为什么呢？因为地球上的水受到月亮引潮力的作用，在面向月亮的部分会形成一个高潮，因此我们在钱塘江看到每天潮涨潮落，同时，由于月亮运行的速度比太阳慢，因此每天同一个时刻，潮水总是比前一天晚到，晚到的时间正是月球错后的出现时间。

古人在经络里面也观测到类似潮汐涨落的营气涨落运动。

随着时间的变化，营气的高潮依次在不同经络脏腑出现，就像是气按照时间灌注到不同经络，这种规律，古人将其称为"子午流注"。 并且把不同时间，高潮出现在不同经络的现象，叫做当令，比如说：子时胆经当令。

描述当令顺序和时间的歌诀为：

肺寅大卯胃辰宫，脾巳心午小未中，

申膀酉肾心包戌，亥焦子胆丑肝通。

在经络里面，营气的高潮点，不断从手经到足经、从阴经到阳经循环流动。至于古人如何知道这个流动路径和时间之间的关系，我们亦无法确切得知。可能是练习气功内观而获得，也有可能是通过比内观还要高深的办法，比如天文计算得到。

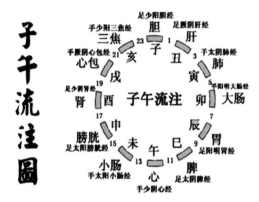

如上图所示，可以理解为：

子时（23点至1点）营气大潮流过胆经。

丑时（1点至3点）营气大潮流过肝经。

寅时（3点至5点）营气大潮流过肺经。

卯时（5点至7点）营气大潮流过大肠经。

辰时（7点至9点）营气大潮流过胃经。

巳时（9点至11点）营气大潮流过脾经。

午时（11点至13点）营气大潮流过心经。

未时（13点至15点）营气大潮流过小肠经。

申时（15点至17点）营气大潮流过膀胱经。

酉时（17点至19点）营气大潮流过肾经。

戌时（19点至21点）营气大潮流过心包经。

亥时（21点至23点）营气大潮流过三焦经。

中医常常在诊断和治疗中使用子午流注理论，按照症状和时间的相关性来做诊断。例如，正常人在晚上睡眠期间是不会醒来的，如果有人经常在夜里的某个时段醒来，那么我们根据子午流注理论断定，在半夜醒来的那个时间段，营气在所流注的经络脏腑一定出现了堵塞，由于堵塞，该经络脏腑血管内部压力增大，人会从睡梦中醒来。

通过这个方法，中医可以在人体还没有发生器质性变化的时候，就诊断出某些经络脏腑的问题，及时给予干预和治疗，防止疾病进展而引发其他疾病。比如，凌晨3点到5点是肺经当令，因此肺脏或者肺经系统出现疾病的时候，人很容易在这个时间段醒来。其他根据症状与时间的对应关系的诊断，可以依此类推。根据子午流注规律，我们每个人都可以自检自查，提早发现自身的某些健康问题，及时给予调治。

如果我们仔细观察，会发现钱塘江大潮每年会出现一次巨大的涨落，这是为什么呢？因为除了月亮对海水有引潮力以外，太阳对海水也有引潮力，太阳一年内在其运行轨道——黄道上同一个位置只出现一次，在黄道对侧出现两次，如果当太阳的引潮力将海水拉升的时候，正好遇到了月球拉升的涨潮，将会形成一次巨大的潮汐。所以我们在一年中会看到钱塘江两次大潮。

卫气运行

不同于营气，卫气的波动规律类似于自然界的大气运动：白天受热升起（受热气膨胀，同时太阳引力向上，因此整体表达出来气的生长），晚上降温落下（太阳落山后，空气不再受热而变冷收缩，同时太阳移动到地球另一侧，引力向下，因此整体表达出气的收藏）。

卫气大潮在经络出现的顺序是：从头部阳跷脉出来，经膀胱经、胃经、胆经这三条阳经向下流动到腿上，然后从腿上进入阴跷脉，向上穿行脏腑，流动到太阳穴附近，再从阳跷脉出来，再向下流回阴跷脉，就这样如环无端地循环往复。

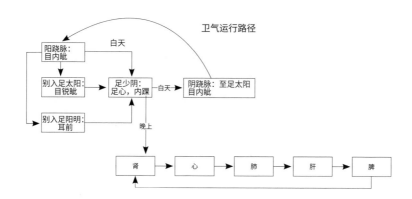

营气和卫气各有大潮，大潮会在体内一些经络穴位相遇，具体相遇的时间，古人已经根据某些特定算法计算出来，并用于针灸的临床治疗。

营气和卫气在特定时间点、特定位置相遇，如果在那个时间点针刺该穴位，往往会起到事半功倍的作用。我们认为其原因是：那个时间点该穴位的气血很旺盛，所以刺激该穴位的时候，可以释放出更大的压力，更好地推动被阻塞气血的运行，从而容易实现更好的治疗效果。

上面我们讲到，《黄帝内经》里面说过，经脉内运行的是营气，而在脉外运行的是卫气，营气的来源是从胃里面摄入食物以后，由脾提供的营养物质，而卫气是在血管外运行的，卫气相对而言是比较粗糙的气，运行速度彪悍。《黄帝内经》有关此内容的原文如下：

水谷入胃，化生气血。

气之慓悍者，行于脉外，命之曰卫；

血之精专者，行于脉中，命之曰营。

营气之道，内谷为宝。谷入于胃，乃传之肺，流溢于中，布散于外，精专者，行于经隧，常营无已，终而复始，是谓天地之纪。

关于营气和卫气，这是中医学中一个非常复杂、难以理解又众说纷纭的东西，也往往是各个医家的不传之秘，而且它涉及很多层面的知识。由于我们的理解和认识的局限，尚无法进行更深入的研究，以上所述也旨在抛砖引玉，希望有识之士不吝赐教。

营卫调和才不生病

有了这些基本认识，我们可以开始尝试用新的视角来审视中医。我们知道人体内有大量的毛细血管，按照营气运行于血管内的原理，毛细血管内运行的就是营气，毛细血管外运行的就是卫气，如果这样理解，我们就会有很多新发现。

营卫调和，寒热机制

假定营气的作用是不断地向组织提供热能，卫气的作用是不断地向组织传递热能和向外散热。也就是说，营气相当于热源（房间中暖气管道内的热水），卫气相当于暖气管道外的空气（暖气管道外那层薄薄的热空气）。

由此，我们就很容易理解，身体保持恒温，必然要求营气和卫气协调运作。如果营卫不能调和，有可能造成营气蓄积过多热能而表现出热，或者卫气散热太快造成卫气温度过低而表现出冷。

比如感冒时，身体在发热的同时还怕冷，就是典型的营卫不调的问题，皮肤表面的卫气寒，而让人觉得冷，营血热无法有效释放出去而造成热。寒热的症状同时出现，但整个局面是由表面的寒造成的，所以只要将外部的寒去除，即可解决整个问题。使用麻黄汤之类的辛温解表方剂，就是用热药麻黄将气分的寒发出去，反而看起来是对付发热的退热药。现在有些父母在看到孩子发热时，便急于退热，于是使用太多寒凉药物，但却不能真正解除疾病，这是背后的原因。

营卫和合，疼痛机制

卫气降温的时候，产生收缩（热胀冷缩），这将导致卫气所包围的营血在这个地方发生堵塞，血管内后续的血液继续流过来，造成压力局部增大，因而产生疼痛感。所谓"痛则不通，通则不痛"，就是这个道理。

而对症治疗的方法可以有两类：

1. 针刺痛点及痛点上下游的经络，通过刺激经络附近的卫气，推动瘀阻的卫气，从而降低痛点血管的外周阻力，血管得以舒张，血液流动，局部压力释放，痛感消失。而这正是我们理解的针灸治疗疼痛的原理——推动营卫运行，释放痛点压力。

2. 热敷痛点及痛点上下游的经络。因为寒主收引，卫气受寒收缩造成血管收引而产生疼痛，反过来，将卫气加热，卫气不再收缩，因此痛点的血管外周阻力减小，血管得以舒张，血液流动，这样就将局部压力释放了，而疼痛消失。

附录：《伤寒说意》营卫解

营卫解

肺主气，气行于皮毛则为卫，肝主血，血行于经络则为营。然肺藏卫气，肝藏营血，而实则皆出于中焦，以气血乃水谷之变化。中焦者，消磨水谷，变化气血之枢轴也。《灵枢·营卫生会》：人受气于谷，谷入于胃，以传于肺，五脏六腑皆以受气。其清者为营，浊者为卫，营在脉中，卫在脉外，营周不休，五十而复大会，阴阳相贯，如环无端。

盖水谷之气，有清有浊。水谷入胃，脾阳消磨，散其精华，化生气血，内自脏腑，外达经络。精专者，行于脉中，命之曰营，剽悍者，行于脉外，命之曰卫。营者，脉中之血，血中之气，是谓营气。营气在脉，随宗气流行。谷精之化营气，其大气之抟而不行者，积于胸中，名曰宗气。宗气者，贯心肺而行呼吸。营气之行，以息往来，血之流动，气送之也。

平人一日一夜一万三千五百息，一息脉六动，气行六寸。人之经脉，六阴六阳以及任、督、两跷，计合一十六丈二尺。一日之中，漏下百刻，以分昼夜。二百七十息，水下二刻，气行十六丈二尺，是谓一周。一万三千五百息，水下百刻，脉行八百一十丈，人气五十营于身，一日之度毕矣。

营气初行，常于平旦寅时从手太阴之寸口始，以肺主气而朝百脉也。自手之太阴阳明，注足之阳明太阴，自手之少阴太阳，注足之太阳少阴，自手之厥阴少阳，注足之少阳厥阴，终于两跷、督、任。周而复始，阴阳相贯，营周五十，明日寅时，又会于气口。此营气之度也。

卫气者，不随宗气，而自行于脉外，昼行阳经二十五周，夜行阴脏二十五周。其行于阳也，常于平旦寅时从足太阳之睛明始，睛明在目之内眦。《灵枢·卫气行》：平旦阴尽，阳气出于目，目张则气上行于头，循项，下足太阳，至小指之端。其散者，别于目锐眦，下足少阳，至名指之端。其散者，别于目内眦，循手太阳，至名指之端。别者，至耳前，合于颔脉，注足阳明，下至跗上，入中指之端。其散者，从耳下下手阳明，入次指之端。其至于足也，入足心，出内踝下，入足少阴经。阴跷者，足少阴之别，属于目内眦，自阴跷而复合于目，交于足太阳之睛明，是谓一周。如是者，二十五度，日入阳尽而阴受气矣。其入于阴也，常从足少阴之经而注于肾，肾注于心，心注于肺，肺注于肝，肝注于脾，脾复注于肾，是谓一周。如是者，二十五度，平旦阴尽而阳受气矣。于是从肾至少阴之经，而复合于目。阴阳一日一夜，亦周五十。故太阴主内，太阳主外，卫气至阳而起，至阴而止，出乎阳则寤，入乎阴则寐。此卫气之度也。

营起于气口，卫起于睛明，营气之行，阴阳相间，卫气之行，夜阴昼阳。起止不同，道路各异，非同行于一经也。

病例讨论：

1. 为什么针刺入的同时，牙痛消失了？

有次回老家，见到姑妈消瘦得非常严重，一问之下，原来是她牙痛了2年了，几乎无法吃饭，由于疼痛睡眠也很差，伴有口臭和便秘，去看牙医后拔掉了好几颗牙，但还是疼痛难当。

我想，胃经和大肠经连接了上下牙龈，牙痛一定是局部气血压力过大导致的，那就泻泻胃经和大肠经吧，于是针刺合谷穴和足三里穴，因为担心力度不够，又外加八卦掌针，总共4针刺入，针刺入足三里穴的瞬间，姑妈的神情愕然，恍惚了几秒，突然告诉我说：奇怪，牙不疼了！细问之下，说减轻了9成，嘱第二天再针。第二天如法针刺，针完连最后的一成痛感也没有了，后来随访2年内都没有复发。

虽然效果很神奇，但是一个新的问题产生了，为什么针刺入的瞬间，牙痛就消失了呢？存在地域差异、个体差异吗？

后来，这个牙痛的治法反复应用在不同人身上，即使更换了地域，在国外也可以重现。照逻辑分析，经络传感的速度没有那么快，为什么痛感消失得那么快呢？我们的治疗思路是：经络是一个管道，里面充满了气血，当身体某个局部的气血压力过大时就会出现痛感。在下游某个地方实施针灸，把压力释放掉，由于经络里面的气是相连的，则上游的压力也同时得到了释放，患处的牙痛立刻缓解。就像一个充水的气球，我们把球刺破，水喷出来的瞬间，球内及球面的所有地方压力同时减小。

这就不得不引入初中物理中流体静力学的一条定律——帕斯卡定律：不可压缩静止流体中任一点受外力产生压力增值后，此压力增值瞬时间传至静止流体各点！

宏观而言，人体是一个封闭的水环境，经络是一个相对封闭的流体，当在一个局部通过针刺，增加了局部流体的压强时，整条经络各个点的压强将同时发生变化！也就是说，在针灸针刺入的瞬间，所刺激部位的压强发生变化，而与该部位通过经络相连的患处压强也瞬间产生变化，患处的营卫在压强作用下发生位移，位移后，患处的血管因为血液流动而产生压力变化，疼痛瞬间得以减轻或消失。

在我们后来的研究和实践中确实发现，针灸的原因可能就是这样，只要针刺到正确的部位，疼痛几乎就在针刺的瞬间开始减轻或消失，而不受经络的循经传感速度的限制。

基于上面的推断，放血治疗的原理也非常清晰。放血将直接释放掉患处的营血，血行则气行，由于释放压力导致了局部的气血开始循环起来。因此放血疗法在血分有瘀血的时候非常好用。

2.脱发竟然是因为头皮不出汗：营卫调和的价值

经络连接着脏腑和整个身体的所有器官，甚至每个微观结构，即便是一根头发也都和经络相连。我们看到很多人头发早白，这里面隐藏着怎样的玄机呢？其实头发虽然白了，但是这根头发仍然活着，这表明白发依然与经络相连，所以在理论上而言，还是有可治疗改善的可能性。

在实际临床中，我们曾经见过头部脱发严重的患者，经过诊查发现：不少患者头部不能正常出汗，由此判定头皮处的气化出现了问题，在给予解表发汗治疗后，患者头部恢复了正常出汗（不是出油，而是出汗），头皮处的气化功能恢复正常，有些患者在治疗后1个月左右，患处重新长出头发来。

这个现象，我们可以理解为，经络的营卫运行在头皮处出现了故障，温度过高导致营养无法有效运输到那里，造成气血无法正常滋生头发，所以只要对局部经络给予治疗，恢复经络畅通，让气化状态得以改变，恢复正常气化，头发就有可能重新长出来。

第四节　中西医原理的差别——缺失对气的认识

能量的生命还是肉体的生命

精气神三个层次，是中医认识生命的物质、能量、信息维度，其中"精"类似于现代所言的物质基础；"气"是运行的水，承担着气化的作用，对生命运行起着至关重要的支撑作用；而"神"类似于情志或者说类似于现代语言讲的情绪。

西方医学正逐步从生物医学模式，发展到生物-心理-社会医学模式，开始重视心理对于生理的影响，但是心理和生理之间的关系，其内在逻辑还没有被清晰完整地研究出来。

而中医认为心理和生理之间有气这个介质存在，气是心理和生理之间进行交互的桥梁。比如怒则气上，是说人生气的时候，气血向上冲，上冲的气必然带来相对应的症状，而其中生理发生变化的原因在于气，生气的时候，气的运动有点像肝木，温度升高而发动，从而引发一系列反应。西方医学研究则会尝试去检测生气时候，人的心率、排汗、呼吸节律、血液成分等生化指标的变化，这是因为西方医学还没有认识到气的存在、气在人体流动的规律、气血互动的模式、气的气化产生的价值，更没有掌握气的调节等等所有关于气这部分的科学。中医认为，心理发生改变的时候，气在人体内先行改变，从而引发了一系列生化反应的发生——这就是"神"对气的影响模式。

在中医对生命的认识中，气是非常重要的载体，整个人体是由气构成，像一口锅一样，生命的存在，是因为锅里面的气是热的，是活动的。正因为人体是气构成的，而气和周围环境的气直接进行交换，周围环境的气又受到太阳系各天体的热学、力学影响，因此人的生命既存在于人体这个小容器，同时也存在于地球、太阳系，甚至宇宙等多个层次的更大的容器里面，这是古人认识生命的空间维度。

差之毫厘，谬以千里。对于生命的认识，对于神和气的认识，东西方在时间上差几千年，所以在很多领域，中西医的诊断方式、治疗逻辑、治疗效果有非常大的差距。相比较而言，我们认为中医在处理功能性、心理性问题上的效率远高于西方医学，器质性问题在中国古代也极为高超，但很大部分已经失传，当代像山东一带处理骨科疾病的高效能，仍然是非常有名的。当然西方医学注重实证精神，也很注重以人为中心，如果未来，他们将气融入医学体系内，也将会产生极大的提升。

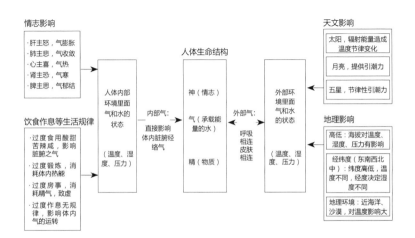

器官之间是联网运作，还是独立运作

对于气认识的差别，造成了中西医在人体认识上的差别。

对身体认识的差别，**首先是中医发现经络的存在**。

其实也是理所当然的事情，因为中国人首先确认气的存在，气的价值是气化，是维护生命生生不息的基础，气是生命存在的基础，所以气的产生、流动、代谢与环境统一的规律必须研究清楚。气的流动就发生在经络里面，实际上可以理解为水的流动。

所以，中医将身体的所有功能和气建立关联，这样气就成了一个体内环境。**古人形容人体是一个生化之宇，就是生物化学反应发生的容器**。这个容器维系着生命的存在，一旦容器里不发生能量流动，容器外不发生能量交换，那么容器里就会死气沉沉，生化反应就会停止，生命就要结束，这就是《黄帝内经》所说的"神去机息"。

正因为以气作为桥梁，那么经络就是气流动的通道，脏就成了制造气、分配气、控制气化的主宰，腑变成了摄入能量的原料和排除杂质的通道，再由经络连接脏腑、体内和体表。

在解剖学上，西医更加重视具体的形态，所以目前的解剖学，西方医学非常先进，解剖的模型制作非常完整，在西方很多博物馆可以看到人体解剖展（human body exhibition），模型的制作极其精良。而古典中医则认为形体是**一个容器，所以更加重视的是容器内部水环境发生的问题**，并不独立去看每一个脏腑的具体形态，而是将脏腑放入五行系统，各自扮演各自的角色，一同发挥作用。

所以，中医治疗疾病的思路会有以下两个不同于西医的特点。

1. 认为水存在，并对形态产生影响，所以在治疗上通过治水来改变形态。

比如出现胸闷或者心痛的患者，一般的理解是血管硬化而狭窄导致心脏供血不足。而在临床上我们遇到胸闷的患者，可以通过切脉检查到患者的心脉不足或者完全没有，但是针灸针刺手掌治疗10分钟以后，心脏的脉可以出现，胸闷感消失。这说明针刺对于这种类型的胸闷患者是有用的，而胸闷的问题和心肌供血不足有关，那么针刺是如何改善心肌供血的呢？

中医里面有气机升降的概念，肝气向上升发，肝木生心火，我们可以理解为心脏的血从肝来，心脏供血不足，是因为肝的升发不足，所以用针刺的方法使肝气升起来，心脏得到供养，胸闷感消失。其核心是认为从肝过去的血不够了，导致心血管没有被血液"撑起来"，而不是"狭窄了"，狭窄只是一个现象，背后的原因未必是因为"粥样硬化"，还可以是在该血管处的血液不够。

针刺进去，肝气升起来，可以类似于血液开始将"狭窄的"心血管重新"撑起来"。同一个问题，可以从不同角度来探讨对于形态认识的异同，西医可以认识形态，中医可以认为形态是水环境造成的结果。

临床还有很多类似案例，比如有一个患者左肩颈部长了一个直径约2厘米的

形态，取决于构建这个形态的水压。

脂肪瘤，很多年了，检查结果就是良性的脂肪瘤，提示要注意进展。我们针刺头顶与瘤体所在位置的反射点，那个脂肪瘤瞬间消失了，就像气球被扎破了。首先瘤体不是死亡的细胞构成的，也不是生长在一个死亡的水环境里面，而其本身的形态是由大量的营气和卫气环境支撑起来的，这些水液和周围的水液相连（水环境压力是连续的），所以瘤体的消失，可以理解为瘤体外的水压改变了，瘤体内的水压随之而变，瘤体内的水液流动了，因而形态发生了改变，**所以我们说形态取决于构建这个形态的水压。如果可以改变周围的水压，形态必然改变，即使是恶性肿瘤，也逃不开这个道理。**

这也是中医经常会有"头痛医脚，脚痛医头"的原因，实际上痛点和远端位置是通过经络相连的。

2. 认为其他脏腑对本脏腑的形态有影响，所以在治疗上可能通过治其他脏腑来改变本脏腑。

前面心血管疾病的案例，除了说明水环境改变、形态改变外，也说明心脏实质上通过水与肝脏相连，因此肝脏的环境变了，心脏的环境跟着改变。同样，肺脏与心脏是否相连，肺脏与肾脏是否相连，如果明白了经络的流注、压力的无限相连，这些问题就不是问题了。

所以，中医往往通过治疗这个脏来改变另外一个脏，而西方医学由于缺乏对气的认识，不容易认识到脏腑之间的关联性和联动性，所以往往针对患处的致病物质直接下功夫。

环境异常还是物质异常

为了更加进一步说明中西医的差别，我们继续探讨关于疾病认识的差异。

我们认为西方医学更注重疾病的物质基础，而中医重视该物质基础所处的水（气）环境。

就从几乎每个人都得过的感冒说起吧。

西医学认为，70%～80%的感冒是由各种类型的病毒引起的，20%～30%是由细菌引起的，也就是说存在于人体内的不正常物质引起了疾病。

上述假定，还可以通过细菌培养、病毒分离或血常规生化指标检测等来诊断，在我们的肺里面、痰里面、血液里面，能找到这些病毒或者细菌大量存在的证据。所以，西方医学需要定是哪一种致病菌或病毒引起的问题，然后给予致病菌或病毒敏感的药物进行治疗，将致病菌或病毒消除到正常水平，病人的疾病症状就会得到缓解、改善或消失。

对感冒的发病原因和治疗也是比较明确的，西医认为由于自身抵抗力低下，容易受到外环境细菌或病毒的侵袭，受到感染后，身体就会出现疾病症状，而清除致病原，就能让症状消失。

这样一个逻辑严密的过程，可以被检验，疗效可以被重复验证，看起来无懈可击！而且不仅是感冒，对于其他疾病，西方医学也采用这样一套诊断、治疗方法，整个过程是科学、严谨、可实证、可重复的，西方人的严谨、注重事实的科学精神值得佩服和尊敬。

西医学的疾病发生模型、检测手段、治疗手段以及治疗结果都非常明确，有物质基础，有临床试验，对于疾病的检查、治疗都非常清晰，这让我们产生了非常大的信任感和安全感。

相比较而言，中医理论似乎一直停留在《黄帝内经》时代，疾病的物质基础说不清楚，检测手段貌似还停留在三根手指头，很神秘很主观的感觉，好像只有经验累积到白须飘逸，才是中医应该的样子。治疗手段还是以针灸和草药为主，然而针灸针和中药药物都是古人几千年前发明的，当今人类如此发达的科学技术，似乎也没有帮中医进步多少，真是令人奇怪。（当然现在还出现了世界冠军拔火罐，然后大家以为中医的推拿拔罐是中医的核心技术，其实不是，针灸是《黄帝内经》里面篇幅最大的内容，草药是《神农本草经》里面篇幅最大的内容）。

同样是感冒，中医是如何理解这个疾病的呢？

我们认为，细菌病毒不是致病原因，而是疾病的结果，致病原因另有他说。

关于感冒，东汉医圣张仲景的《伤寒论》中就有了详细的论述。中医几千年来对它的认识变化不大。

在受到外感侵袭、伤寒或者受风，自体抵抗力也不够好的情况下：

1. 表气被风寒所侵，导致表气闭塞。也就是说，自然界的风气和寒气，导致了人体皮肤表面的气被闭住，造成皮肤与环境之间的热能交换发生问题，从而引发身体表层温度升高，也就是我们常说的感冒发热。

2. 体内热能代谢相继发生变化，将导致呼吸系统的其他症状出现（痰、咳、喘等）。这个阶段，西方医学多半可以检测到细菌、病毒等物质了。

《伤寒论》认为感冒的变化速度是很快的，每天都在变化，如治疗不对路，可能引发更多的继发疾病。我们在临床上就见过少数患者由于感冒治疗不当，后续甚至引发了一种叫做"膀胱蓄血"的尿血症状。所以《黄帝内经》里讲："善治者治皮毛。"所谓皮毛，就是病邪刚刚入侵，尚在腠理皮毛阶段，就把疾病迅速而彻底地治好，这样才能防止病气深入人体，进一步产生其他疾病。

到这里，我们看到，对于感冒，中医根本没有去注意细菌病毒之类的物质，而更加关心体表被外邪进攻的情况下，体内产生的后续变化。

绝非小题大做：古典中医用一部《伤寒论》专门谈怎样治感冒

古代中医对于感冒的治疗，设计了一整套非常强大的医学体系，这就是1800年前由长沙太守张仲景撰写的《伤寒论》。这部书对感冒（外感类）疾病进行了详尽的分类，并把其传变的过程非常清晰地表达出来，对于每一种变化，也都设定了对应的治疗方案，而且更为重要的是，还为错误治疗引发的后续问题，提供了进一步的再治疗的方案。

这绝对是一部令人叹为观止的巨著，只不过由于言简意奥，现代人不好读懂，我们将在后续出版的书中对该著作做进一步解析。

这么详细的论述，完全没有谈到细菌和病毒的问题，说明中医肯定是通过其他路径来治愈感冒的。

不过，这会激发我们继续提问思考：

（1）西医学方法治疗感冒的逻辑有纰漏吗？

（2）中医学方法可以去除病毒和细菌吗？

（3）如果不是清除细菌和病毒，中医的治疗对象究竟是什么呢？

临床上是这样的：如果医生能够熟练地使用伤寒论，对感冒的治疗见效是极快的，最快可以达到1小时内治愈，慢一点的可以在一天半之内把感冒治好，绝非我们现在通常认为的需要1周左右。事实上，普通的感冒，即使不经过治疗，1周左右也可自愈。所以中医治感冒，**不是自愈而是治愈**！

即便是现代医学认为的1周左右自愈这个结论，在《伤寒论》里也有更加明确描述，原文是这么说的："发于阳者，七日愈，发于阴者，六日愈。"看来古人是早已知道感冒可以自愈这个秘密，而且还精确到有的情况是七天，有的情况是六天，**看来应该还知道六七天背后的更大秘密**。

那么问题来了：1小时治愈感冒，这可能吗，靠的是什么？

根据我们的理解，最初的感冒分为两种，一种是受风，另一种是受寒，但是这两个类型正好概括了一个发生在气、一个发生在血的两种类型的感冒。

受风的感冒，假定在受到风吹后，皮肤毛孔的正常排汗能力变得不正常了，会异常出汗，由于异常出汗，导致了血里面的热能无法正常均匀释放，因而血的温度升高，出现了发热和肌肉酸痛的症状。

这种情况下，使用桂枝汤进行发汗治疗，在吃药后，身体全面出来微汗，血中过量的热能就正常排出了，血温高引起的疼痛感消失，于是感冒治愈了；当然这个阶段可能很短暂，因为伤寒论认为感冒所引起的经络问题会随时间变化，所以临床上我们也会看到很多患者没有发热身痛的症状，这个时候不一定是用桂枝汤来解决，另有他法。从另一个角度来看，治感冒要求调方速度很快，可能每天都需要换方子。

另外一种是受寒的感冒，假定皮肤在受到寒气侵袭的情况下，皮肤毛孔的正常排汗能力变得不正常了，皮肤不再出汗，这将导致皮肤下的水温低于正常，而且不能排出，于是身上出现怕冷，关节酸痛等。这种情况下，使用麻黄汤进行发汗治疗，在吃药后，身体全

我们知道的"温病"，其实是体内血很热的情况下受风或受寒出现的疾病。

面出微汗，皮肤下的气就可以正常释放出来，寒气被药物中和，皮下蓄积的冷水和压力被释放，于是冷感和疼痛感消失，感冒就治愈了；同样，这个阶段也可能很短暂，随时间推移，病变发生的部位将发生转移，从身体表层向身体内部进发，治法将会随之改变。

而其他所有的感冒，如果从气血角度而言，只能被分为三类：一类发生在血分，一类发生在气分，或者这两类的综合成的一类。

我们认为，《伤寒论》的桂枝汤和麻黄汤建立了对血和对气进行治疗的两大框架，这两个框架，不仅可以用来通治各种外感类疾病，还可以用来治疗人类所有的疾病，因为疾病只能发生在营、卫，或者同时发生在营卫 [前文已经论述营气和卫气囊括了血管内外所有的气（水）]。

桂枝汤被称为"万方之祖""群方之首"。

从上面的描述来看，中医对感冒的原因、异常靶点、治疗方法和西方医学几乎是风马牛不相及的两个世界，看起来完全没有针对细菌和病毒设计！

回顾我们前面所提之问题：

（1）西医学方法治疗感冒的逻辑有纰漏吗？

（2）中医学方法可以去除病毒和细菌吗？

（3）如果不是清除细菌和病毒，中医的治疗对象究竟是什么呢？

看起来，在感冒的治疗逻辑上，公说公有理，婆说婆有理。

虽然我们知道中医在治疗的时候没有针对病毒和细菌下功夫，但是中医的极速治疗究竟有没有对病毒和细菌起作用呢？或者说如何起作用的？

我们可能会想，中药本身会有抗菌抗病毒的作用，中药药理学就是这个思路，找到抗细菌或抗病毒的药物，分析它的最重要成分，利用提取合成等等方法来发明新药，基本是中药西化的研究思维。

吃中药能够治愈感冒，我们认为中药可以抗菌抗病毒，因为好歹人吃了中药进入体内了，然而中医神奇的地方在于，不吃中药，也可以极速搞定感冒，在特定穴位按摩、艾灸、放血、针刺，好多方法都可以达到治愈感冒的目的。这说明中药不一定直接指向了抗菌抗病毒，这里面应该是有别的原因的。

已知的线索是：某些感冒发生的时候，血液里面可检测到过量或者异常的病毒或者细菌，那么让我们进一步缩小我们的视野，进入细菌或病毒所在的现场——毛细血管这个层次。

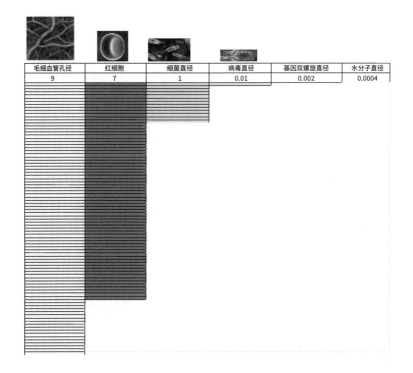

毛细血管孔径	红细胞	细菌直径	病毒直径	基因双螺旋直径	水分子直径
9	7	1	0.01	0.002	0.0004

　　毛细血管遍布全身，它的孔径大约是9微米，血管里面的红细胞，直径在7微米左右。也就意味着，毛细血管的孔径大约可容纳一个最多不会超过两个红细胞。

　　在这样的场景里面，细菌大小为1微米左右，也就是说毛细血管里面可以进入很多细菌。

　　病毒的大小在0.1微米左右，也就是说，在立体空间里面，病毒的数量可以是细菌的1000倍。

　　在科技进一步发展的今天，我们甚至还掌握了DNA技术，

DNA片段上的碱基对尺寸为0.002微米，也就是2纳米，它在毛细血管里面的存在，就像空气在地球上的存在一样，无处不在。

我们了解到在发生疾病的时候，身体内可以检测到异常或者过量的细菌、病毒，甚至异常DNA存在于血管里面。这个时候我们要小心地提出一个问题：是细菌和病毒导致了疾病，还是疾病导致了细菌和病毒的大量繁殖？究竟谁是原因，谁是结果？

1小时治愈感冒，虽然没有大面积的临床试验来证实，但这样的案例在我们身边却常常听说，甚至在我们的古典书籍里时常提到，所以其存在是毋庸置疑的，坦率地说，我们诊所的医生就可以做到。而且不仅如此，不但感冒可以如此迅速地恢复，我们还有大量的颈椎病治疗案例，利用伤寒论的原理，条件合适的患者，其迁延好几年甚至十几年的颈椎病可以在不到3小时内痊愈，这也太突破我们的传统想象了！因为我们的一贯理解是中医治病是很慢的。

让我们再次把视野回到毛细血管的场景里，我们会发现水分子是这里最小的可流动单元，或者说是水才是血管里面承载所有物质的主角，这不禁让我们想起一句古语：水能载舟亦能覆舟，我们可以把细菌、病毒看作水里的小船，正常温度的水环境，是保障身体器官哪怕是最微小的组织运行的前提，一旦温度发生改变，在水环境里面的各类物质会立刻产生对应的改变。

我们知道，细菌和病毒在某些温度下，生长的速度远远大于另外一些温度，由此可见，如果体内微观水环境发生温度变化，很可能引发在该环境内的细菌或病毒的大量增殖或减少。

西医认为过量的病毒和细菌是"不对的东西"，因为健康人体不应该有那个量，他们是没错的。于是治疗方法就是清除过量的病毒或细菌，治法也没错。

可是中医清除细菌和病毒的方法不是抗生素或抗病毒药物，而是通过发汗解表或者温里、清热等等方法来调节人体的内水环境温度，从而令病毒或细菌随着人体内水环境温度变化而改变。

看起来，西方医学认为细菌和病毒是感冒的原因，而中医却认为细菌和病毒是感冒的结果，改变环境温度，自然可以清除不对的物质，这个原理就是我们前面提到的气化。**于是我们发现在感冒这个具体疾病上，中西医假设的原因和结果正好相反；与此类似，中西医在很多疾病的看法上都存在着类似的因果相反的认识论差异。西方医学更重视异常的致病物质，而中医学更重视导致异常物质出现的水环境。**

治疗的差异：治"病"，还是治"人"

综合前面所述，我们可以看到西方医学更加注重疾病本身的治疗，而中国医学则会在更大的范畴内理解疾病发生的原因，在更大范畴内对人的身体、能量、精神进行调节，实际上是一个"治人"的系统工程。

由于中医将人理解为一个容器，这个容器又生活在更大的容器里面，因此人的疾病除了自身容器会发生问题，容器外的问题也会影响到人，因此对疾病的治疗可以在不同层次的容器里开展。小到一块皮肤，可以直接针刺、放血、按摩、贴敷，中到一条经络的疏通，大到一个脏腑的治理，再放大到生活环境的调整，比如有的病应该避开冬天，那么就可以在冬天去海南。除了地理位置可以利用，还可以借用天时，如在夏至来临前，使用热性的药物帮助人体排出陈寒，起到事半功倍的作用。再有心神的调节，运用音乐、锻炼、沟通等等将心情保持在很好的状态，也是治疗方法之一。

　　所以，在治疗看起来一个独立病症的时候，中国医学可以从各个维度进行治疗，也需要进行系统思考，往往是"见病不治病"的思考模式，和西方医学有很大不同。

第二章

什么是疾病？
气化异常和气运行受阻

疾病和症状的发生，说明人体的气机气化出现了问题。
只有搞清楚病机，才能精准地设计治疗方案。

前述已经很清楚病因在精、气、神三个层次，病因也来源于这三个层次，但这样的介绍只是疾病的源头，而不是身体里疾病发生和发展的具体过程，这个过程叫做病机。

疾病和症状的发生，说明人体的气机气化出现了问题。只有搞清楚了病机，才能精准地设计治疗方案。

人体发生疾病的时候，必然在形态和症状上有反应，而对于这些反应，如前所述，西方医学更加看重形态的改变，中国医学更注重气环境的改变。所以我们集中描述在症状发生的时候，气环境有哪些变化，以及如何治疗。

精气神三个层次的病因：

《黄帝内经》说："夫百病之始生也，皆生于风雨寒暑，清湿喜怒，喜怒不节则伤藏，风雨则伤上，清湿则伤下。"指出病的发生是由天之六气、人神之喜怒哀乐引起的。

所有疾病的病机：

《黄帝内经》说："百病皆生于气也。"不论是什么原因导致疾病，必然导致人体的气发生改变，气发生改变的过程就是病机。

下面我们将从气的几个角度展开对中医的疾病观和对治方案的讨论。

1. 气量异常

2. 气化异常

3. 气机堵塞

第一节 气量过大过小——虚实类症状

中国文化在形容人死的时候，会说"咽气了"或者"断气了"。这里面实际上是很有深意的。这表明人活着是持续有气，而人死了就没有气了。

这个"气"与我们前面讨论的"气"有密切的联系。人体的气运行在经络脏腑之间。气量异常减少，则某些脏腑和经络的功能就将衰减，这种状态叫做虚；相反，气量异常增多，则会导致某些脏腑和经络的功能亢进，这种状态叫做实。

气量为什么会变化？

造成气量变化的基本原因，往往归结于生活方式或疾病导致的慢性消耗。

《黄帝内经》对此是这样论述的。

好的生活方式：

上古之人，其知道者，法于阴阳，和于术数，食饮有节，起居有常，不妄作劳，故能形与神俱，而尽终其天年，度百岁乃去。

坏的生活方式：

今时之人不然也，以酒为浆，以妄为常，醉以入房，以欲竭其精，以耗散其真，不知持满，不时御神，务快其心，逆于生乐，起居无节，故半百而衰也。

不得病的方法：

夫上古圣人之教下也，皆谓之：虚邪贼风，避之有时，恬淡虚无，真气从之，精神内守，病安从来？

总结其中导致气量异常的生活方式，其关键有四点。

1. 情志不畅

情志不能恬淡虚无，会造成某些脏腑的气突然亢进或衰弱。

情志与身体健康的关系如下表。

五脏体系与情志、气机的关系

五脏	功能	所主	所在	五色	五声	五情	气机
肝	藏血	筋	爪	青	呼	怒	气上
心	主神明	脉	面	赤	笑	喜	气缓
脾	统血，主运化	肌肉	唇	黄	歌	思	气结
肺	主气	皮	毛	白	哭	悲	气消
肾	藏精	骨	发	黑	呻	恐	气下

情志的过度亢进和抑制都会引发气的变化，都会导致症状的出现。

关于情志对气的影响，我们比较熟悉的是《范进中举》：

范进过于高兴而发疯了，这种发疯的原因是过喜。中医讲大喜伤心，骤然大喜会使心气涣散，造成了气缓，心气涣散不可收，心主神明，神明不清晰，因而出现胡言乱语。怎么办呢？小说中写：他最害怕的岳父抽了他几个大嘴巴，吓唬吓唬他，他就醒过来了。

别以为这是编造的故事，其实是有道理的。范进挨了抽，瞬间感觉到害怕，也就是恐惧，《黄帝内经》中讲"恐胜喜"，因为恐则气下，他的气收敛了，涣散的神集中回来，情志自然也就恢复正常了。

又如《红楼梦》也有这样的情志致病案例。

相信大家对林黛玉的印象都是弱柳扶风、郁郁寡欢、咳嗽不断。她之所以这样，一方面是因为身体本身就弱，气一直处于收敛状态，不得发散，加之情绪抑郁，动不动就哭哭啼啼，势必造成气郁，气郁时间长了会化火，而火盛则克金（肺），肺被火克伤了，当然会出现血热不归经的咯血现象，最终发展为肺痨而终。

喜胜悲，对于林黛玉来说，若是生活中多些开心的事情，对缓解疾病是很有好处的，可惜她一直不开心，所以郁郁而终的命运是不可避免的。

上面两个故事，一个是大喜，一个是悲伤。还有一种情绪对气的影响也是很大的，那就是思，思伤脾，思则气结。

一般长期从事脑力劳动的人，如果加上久坐不运动，就很容易导致脾虚水湿泛滥，进而更不愿意活动。脾胃作为中焦气化的主宰，如果功能退化，其对湿气的代谢将更差，这将进一步导致长胖，阻碍三焦之热使其升降失调，久了会形成上热下寒的格局。上面容易上火，下面容易肾虚尿频。

气结的另一种明显表现是吃不下饭，吃多点就腹胀，思伤脾，过度思虑，无形中就伤了脾，脾伤消化能力下降，哪还能有胃口吃饭呢！

归结起来，**过度的情志将对气造成过度使用**，按照五行生克制化的原理，本体脏腑的气过用而不足，克制本脏的脏太过，本脏的所克脏腑气亢盛，从而导致五脏系统内在失衡，最终形成疾病。

情志引发气机的变化是立竿见影的，而情志不像饮食那样容易调控，**所以情志对于身体的影响非常大**，内经中才讲"上工医神"——最好的医生需要懂得调节人的情志，各种禅修、情商训练都是最上工！情志调节好，保持乐观态度，保持身心愉快，身体就容易保持健康。

2. 起居无常

如晚睡就很容易引起气血的慢性损耗，因为人在醒着的时候，特别是还伴有运动的时候散热更厉害，这将会导致身体气能量的丢失。

晚上睡眠的时候，人体和自然界一样，是气处于收藏的时候，如果不睡或者晚睡，气的收藏不够，长此以往就会因为肾气不藏而肾虚。所以，现代人如果不遵守作息规律，自然衰老得很快！再如晚起也会造成气血无法有效运行到应该运行的部位，阳气无法正常升发。所以，经常晚起的人，常感觉到困乏抑郁，精神头不足，有些人以为周末补觉有用，实际上越补越疲惫。

我们知道营气和卫气按照一定的时间规律在人体进行流转，如果经常不按时作息，那么我们的气血循环节律将被打乱，这将使气所运转的热能无法正常分配，时间长了会出现各个脏腑工作状态异常。

举一个大家常见的例子。比如我们从中国飞行到美国，由于时差的原因，实际上

周末补觉，实际上会越补越疲惫。

到达美国的时候，我们体内的气血循环节律还是中国的，这将造成气血循环跟不上美国应有的节奏，人体就会出现时差反应——在该醒着的时候想睡觉，在该睡着的时候睡不着，这就是人体自身的气和环境气不同步产生的结果。有报道说可以通过针灸来改善时差反应，就是用针灸来调整体内气的运转节奏，让它与目的地的气场同步。我用针灸给一位倒时差的朋友试过一次，效果不错，但案例太少，这里不深谈，在理论上讲是有可能的。

国内关于精英出现过劳死的报道现在并不罕见。这样的人往往工作到很晚，又很早起床，并且会辅助大量的运动来让身体保持敏捷状态。这样做的后果其实很明显，晚上气该收藏的时候不收，早上气还不该升发的时候让气升发，身体报警要休息的时候，他却去运动，刺激身体继续散气，这样身体内的阳气就过多地被消耗了，就像油灯里面的油被耗干了，出现灯枯油尽的结果。所以大家要爱惜自己的身体，需要与天地同步气化。其实有一个简单的方法，就是每天按照自然的时间来作息，日出而作，日落而息，据说百日以后，很多身体的问题自然就恢复了。从理论上讲，这是极有可能的，因为按时间作息，身体的气血按照时间进行流注，不平衡或者弱的脏腑也就逐步被平衡了或者被补足了。

3.饮食无节

饮食无节包括饮食偏颇和分量过大，饮食口味偏颇直接伤及五味对应的五脏，分量过大则会加重肠胃负担，直接导致脾胃功能无法有效运行，脾胃功能弱化，不能有效提供气血，同时阻碍中焦气血的升降，会导致身体出现上热下寒的格局。

如果过分食用辣椒，会导致气散得很快，容易气虚；当然如果身处中国西南部，气候潮湿，却又该多吃辣椒，以帮助身体排出过多的水气。

过分食用酸性食物，容易导致其收敛肝气郁结；当然如果身处中国东部，肝气亢奋的地方，又可以多吃一些酸味的东西，来收敛过度的肝气。

当然，以上的举例，不是原则，不是绝对，需要根据每个人具体的身体情况、具体需求来决定如何吃、吃多少。

吃过多咸的食物，将损伤肾气，因为咸味入肾，肾伤了，头发的光泽不好。

吃过多苦的食物，将损伤心气，因为苦入心，过食将损伤心的阳气。

吃过多甜的食物，将损伤脾气，因为甜入脾，脾被甜食所困，容易发胖。

过分食用凉茶类饮品，容易伤及脾胃，导致脾胃运化失调，肚子先胖。之所以提出这个问题，是由于老百姓对饮用凉茶饮品存在误区。这类产品只适合在恰当的时候、被恰当的人饮用，比如吃辛辣食物或者胃热的人。而如果一个人脾胃本来就不好，但是贪图口感好，总是喝凉茶，这样将进一步损伤脾胃的阳气，让本来就不够强壮的脾胃进一步受损，身体就会更差。同理，凡脾胃不好、手脚不温、经常腰腿疼痛的人，除了不适合经常喝凉茶外，也不适合经常喝冰镇啤酒之类的寒凉饮品。

凡病起于过用，是因为过分消耗会导致全身气机进入一个**逐步衰退**的相对平衡状态。因此古人讲要养浩然之气，实为养生延年之正道。

中国是一个注重饮食文化的国家，《黄帝内经》认为，所有的食物和药物一样，都具备五行的特点，偏好某种味道固然有损于身体，但是如果懂得调和百味，懂得利用食物来调节身体，也会起到很好的养生作用。所以，自古中国就有食补食养的说法，并且发展出来药膳。《黄帝内经》谈到食物与药物的关系，以及使用组合原则——"毒药攻邪，五谷为养，五果为助，五畜为益，五菜为充"；还谈到食物的使用时机——"大毒治病，十去其六，常毒治病，十去其七，小毒治病，十去其八，无毒治病，**十去其九，谷肉果菜，食养尽之，无使过之，伤其正也**"。在食物的应用研究上，中国中医科学院的杨力老师有非常好的研究，大家可以参阅。

食物五行分类：

黄帝曰：谷之五味，可得闻乎？伯高曰：请尽言之。五谷：糠米甘，麻酸，大豆咸，麦苦，黄黍辛。五果：枣甘，李酸，栗咸，杏苦，桃辛。五畜：牛甘，犬酸，猪咸，羊苦，鸡辛。五菜：葵甘，韭酸，藿咸，薤苦，葱辛。《灵枢·五味》

食物归脏：

五味各走其所喜，谷味酸，先走肝；谷味苦，先走心；谷味甘，先走脾；谷味辛，先走肺；谷味咸，先走肾。《灵枢·五味》五味所入：酸入肝，辛入肺，苦入心，咸入肾，甘入脾，是为五入。《灵枢·宣明五气》

这样以五味为中介，谷肉果蔬与五脏之间就建立了密切的联系，这种联系成为《黄帝内经》其他篇章所讲的饮食禁忌、五味损伤等内容的理论基础。

过食偏性食物的损伤：

味过于酸，肝气以津，脾气乃绝。味过于咸，大骨气劳，短肌，心气抑。味过于甘，心气喘满，色黑，肾气不衡。味过于苦，脾气不濡，胃气乃厚。味过于辛，筋脉沮弛，精神乃央。《素问·生气通天论》

五味入于口也，各有所走，各有所病，酸走筋，多食之，令人癃；咸走血，多食之，令人渴；辛走气，多食之，令人洞心；苦走骨，多食之，令人变呕；甘走肉，多食之，令人悗（通"闷"字）心。《灵枢·五味论》

4. 过度劳作

过度劳累会损伤对应脏腑的气，导致该脏腑的气过分消耗而变得虚弱。《黄帝内经》中就说："久视伤血，久卧伤气，久坐伤肉，久立伤骨，久行伤筋。"很明确地提出了这些问题。

久视伤血：

长时间使用眼睛，会耗损肝血，而肝气则会偏于亢奋。在计算机、电视、智能手机等显示设备如此发达的今天，很多人容易用眼过度，感觉眼睛酸涩发干，这就是久视伤肝的表现。

久卧伤气：

喜欢躺着不运动，气脉容易运行不畅。如果总是起床很晚，人会更加困乏，因为肺所统领的气，在该升发的时候不能够有效地在全身运行，气无法有效地为血散热，皮肤无法正常排汗，会造成气在体内过度积蓄。

久坐伤肉：

脾主肌肉，伤肉即是伤脾。如久坐不运动，在经络的气运行速度下降，肌肉里会积累过多的湿气，从而导致身体疲惫不堪，再则脾胃的消化、运转能力也会下降，身体的能量供给会变差。

久立伤骨：

站立久了，容易伤到腰、腿脚这些人体承重的部位，肾主骨藏精，骨头损伤就会造成肾气损伤，逐步造成肾藏精功能的损伤，表现出来肾系统包括骨头的疾病。

久行伤筋：

人在行走的时候，筋的伸展收缩是推动骨骼运动的关键。而在五脏之中，肝主筋，筋的滋养是靠肝，所以一旦行走太过，肝的气血受损，则不能很好地滋养筋。

气量过大过小——落实到营卫的虚实

既然营气和卫气是血管内和血管外的气，那么气量的虚实也会存在不同解剖结构内的虚实。而实际上营气在血内，血统于肝，气在血外，气统于肺，也就是说全身的血相连被肝控制，全身的气相连被肺控制。

当我们发现气血虚或者实的时候，除了可能上下游堵塞造成了局部的虚或者实外，还有可能全身的气血不足造成局部的气血不足，或者全身的气血太盛造成局部的气血太实。

气的虚实落实在营卫的价值是，当我们用针灸和药物处理虚实的时候，可以针对气或者血下功夫，这样的治疗更加精确。药物可以靶向到气血，针刺也可以针对营血或者卫气。

针灸和药物对气量问题的治疗原理

针灸对气量的调节

1. 虚

气减少的时候，动态保留在患部的气不足，因而患部的热能减少，压力减小，表现出来寒、喜欢按压等虚的症状。

针灸对于这里的治疗原理非常浅显。就像某条河流中间忽然缺水，那么就要找到河流的上游，检查上游是否有堵塞；或者查看整条河流是否都缺水（气不够）。

对治方法：①针刺上游堵点，引气下行到虚的患部，就补了虚；②按照营卫的流注顺序，刺激本经络的上游经络，上游经络的气血将下行到本经络，实现了补虚。

用治理河流的思路来考量针灸的治疗原理，非常直接、形象。

新的气血流到虚的部位，重新建立正常的气化结构，患部的状况就得以改善。

2.实

气异常增多的时候，动态保留在患部的气超过正常量，因而患部的热能增加，压力增大，表现出热、拒按等实的症状。

针灸对于这里的治疗原理也很清晰。就像某条河里水泛滥成灾，就需要找到本河流下游的堵塞点，或者找到本经络的下游堵塞点，解决了本经堵塞点，或者下游经络堵塞点，本经络实的情况就自然缓解了。多余的气血顺着流动到下游，患处的气化环境得以重建，患部的症状就得以改善。

药物对于气量虚实的调节

1.虚

中药方剂对于虚的治疗有两类，一类是调节气机，和针灸一样推动气血的运行，让实的部位的气流动起来，虚证自然解开；一类是直接用药，补足虚的部位。

比如，某人出现上实下虚、头重脚轻的症状，我们可以使用类似于黄芽汤（组成有人参、茯苓、干姜、炙甘草）之类的方剂，周旋中焦脾胃的气机，上焦过多的气可以下行，自然实现了补虚的功能，这适合于本身气血没有过多虚，而只是分配不均的虚。

另外一种是，由于过劳，整体身体虚弱，走路爬楼都会觉得累，脉细弱无力。这种情况可以直接使用补气补血的药物，气足了神就旺，身体这个气化之宇恢复正常气化，身体就康复了。

2.实

中药方剂对于实的治疗方法是攻。

比如患者几天不大便，腹胀如鼓，身体发热，焦躁不安，这种堵塞的情况叫做实。就可以用泻药把肠胃疏通，大便通了，上焦的热能可以正常下达，各种功能才能恢复正常。

又如，有些女性还没有进入绝经期而闭经，每逢月经期就焦躁不安，这种情况是子宫处有瘀血堵塞，多余的血不能排出体外，营血温度过高而引发的情绪激动，这种堵塞的情况也叫做实。我们可以用药物活血化瘀，将子宫部的瘀血散开，患者的月经会重新回来。

第二节　气化太过不及——寒热类症状

毛细血管内血液里面的水（营气）和血管外的水（卫气）协调合作，就能够不断地把热能传递给周围的组织，对经络所流经的组织产生气化作用。当气化发生异常的时候，温度变化方向为寒热，以及伴随寒热的燥湿。

因此我们首先需要了解气化在营卫上落实的细节，就会理解产生寒热类症状在气层次的根本原因。

气化的细节——落实到营卫的气化

在现代物理热力学研究里，一根发热的管壁在冷水环境中，水体与管壁之间存在温度差。在管壁附近的一个薄层内，流体温度在管壁的垂直方向上发生剧烈的变化，发生温度剧烈变化的这一薄层称为温度边界层（热边界层），温度边界层使得对流换热得以发生，流体经过管壁时发生热量传递现象。

这个特质和《黄帝内经》所讲的卫气的特质非常接近。《黄帝内经》所讲的卫气是彪悍滑利的，也正好验证了血管壁在向外不断散热，这造成了卫气顺着血管壁流动的时候形成了彪悍的特质。边界层理论是一个复杂的物理学内容，研究热力学特点，研究供热机制、传热效率，我们引入这个理论，是想说明营卫气的调和气的作用在于分布热能，营气和卫气相伴而行（营有营的行进方向，卫有卫的行进方向），相互合作，从而把身体组织的各个部分加热。

当身体的局部出现气化问题的时候，机体或者组织就会表现出症状，病灶部位也一定会在营气和卫气上表现出各自的问题。这是一个微观层次的互动，也可以反映到宏观层次的症状，这正是一些医家在解析症状的底层气血互动上，很难解释清晰的地方，或者对气血互动的清晰解释，正是他们医术高超的不传之秘。

其具体互动关系如下：

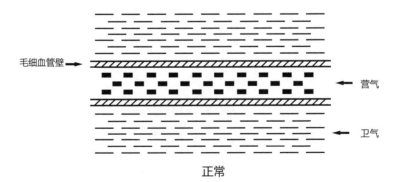

正常

卫气过寒，导致气凝结为湿，进而形成痰，甚至积聚（《黄帝内经》将肿瘤分为积、聚两种，积为血分，聚为气分）。同时寒主收引，将造成血管收缩，营气温度在局部可能会降低，时间长了，可能反而会升高，同时营血的行进速度在这个局部就会减慢，使得此局部血管内压力蓄积，引发痛感。

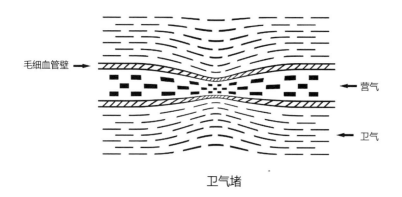

卫气堵

相反，如果营血过热，将导致营血和卫气被过度蒸发，局部的温度可能升高，营血行进速度可能加快，热则膨胀，血管膨大，局部压力蓄积，引发痛感。

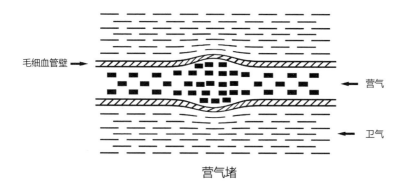

营气堵

如果卫气和营血同时变冷，局部将出现低温，气血的流动速度将更大幅减低，出现气血过多的寒实证。

营卫调和产生的气化效果，和自然界的六气有异曲同工之妙，可以产生与自然界相同的六气：寒、湿、热、燥、风、暑。

营血热+卫气热——热⋯⋯⋯⋯⋯⋯⋯⋯⋯⋯火气

营血寒+卫气寒——寒⋯⋯⋯⋯⋯⋯⋯⋯⋯⋯寒气

营血热+卫气被蒸发——燥⋯⋯⋯⋯⋯⋯⋯⋯燥气

营血寒+卫气湿——湿⋯⋯⋯⋯⋯⋯⋯⋯⋯⋯湿气

营血热+卫气湿——湿热⋯⋯⋯⋯⋯⋯⋯⋯⋯暑气

针灸和药物对气化问题的治疗原理

针灸对气化的调节：

1. 热

如前所述，某个患处已经处于高热的气化状态时，流经该局部的气血将被加热，由上游来的新热和下游走掉的热保持一定平衡，因此患处热将保持，如果上下游热平衡失去，要么造成患处逐步热平复，或者患处更热。

针灸对于热的治疗原理非常直接。

针刺法：

刺激上下游和患处的卫气，通过将卫气形成的阻塞释放，血管内的营气加快速度通过患处，将蓄积的热带走，患处热能恢复正常。因而针刺卫气可以调整局部的热化气化。

刺血法：

直接刺破血管，让营血释放出来，患处或者整条经络的热能将被直接释放。同时，由于营气的释放产生了压力变化，卫气也将随之产生移动，于是患处的温度直接下降，同时气血加速流通，从而解决了局部的热化气化问题。

2.寒

如前所述，营卫温度在患处低是核心问题，而温度低，则气血流动性能变差。

针刺对于解决该问题的逻辑和对治患处发热一样，不论通过针刺卫气，还是刺营放血，都是将新的血液带过来，让新血液的温度来气化患处，从而重建了患处的气化环境。

需要强调和对治热不一样的地方在于，可以使用艾灸来直接加热患处的卫气，让营卫的温度直接升高，升高以后将会产生两个方面的效果，其一是营卫温度升高，局部寒化的气化直接升温改善；其二是由于患处营卫受寒收引，艾灸加热

艾灸治疗寒性疾病的疗效极好，而热性疾病则可以考虑刺血法。

后，营卫受热膨胀，因此改善了局部的气血的流动性能，后续的新鲜血液可以流过来，这样患处的寒化气化得以改善。

3. 燥

针灸改变燥的情况，还是和前面一样，通过针刺卫气，或者针刺营气放血，直接将新的气血引入目的地，从而改善患处的气化状况。

4. 湿

原理依然同前。

药物对于气化的调节

1. 寒

中药方剂一般分成三类，一类改善气血循环的速度，让新的气血流动到需要治疗的患处；一类利用中药的归经归脏的靶向性，直接对患处的气血温度进行调节；一类是直接攻实或补虚，打通阻塞（后面会介绍）。

因此对付寒的症状，基本上使用靶向药物，调节患处气或者血的温度。

2. 热

同前面的原理。

3. 燥

同前面的原理，除了加强循环和调节温度，以用靶向药物对患处的干燥气血进行补或者润。

4. 湿

同前面的原理，除了加强循环和调节温度，以用靶向药物对患处的湿的气进行燥化。

病例讨论：

1. 针灸30秒，突发哮喘停止了

有一次在一个酒店，远远看到一位同仁忽然蹲下身体，大口急促呼吸。这是我第一次看到哮喘发作，以前还不知道是这样的情形，看到她非常痛苦，张大口很大声音地呼吸。我赶紧跑过去，因为随身带着针灸针，不假思索，立刻拔针相助。针刺入手掌两侧的肝和肺对应的震卦和兑卦。

仅仅30秒，她的呼吸就平和下来了，她也觉得很惊讶，因为她以前在这种状况下是吃药，大约需要十几分钟才可以缓解。

为什么要针刺手掌两侧的肝和肺对应的震卦和兑卦呢？我的假设非常简单，在肺这个部位营卫不能协调工作，肺内气化出现问题导致肺内温度很高，在西医而言是肺内平滑肌收缩异常，所以看到喘的症状，只要通过针刺让营卫协调工作即可。经过验证，这个结果不断重现！

2. 三周治疗儿童过敏性哮喘

同样，不久前有一位同学来电说孩子过敏性哮喘，让我帮忙看看。我看了下孩子的舌头，舌头表面白苔满布，中后段厚，舌质

颜色很红。我分析是卫气瘀阻厉害，导致了营血散热不灵，所以温度很高，气化在肺这个位置发生了异常。就相当于汽车发动机转速很高，但是散热片堵得很厉害，时间一长，引擎就要开锅了。

在我们看来，肺里面太热，人就需要通过喘的方式把热散出去，于是就发生了哮喘。所以正确的治法，是把血分多余的热清掉，同时把气分的寒湿瘀阻去除，这样才能够真正让肺正常工作。

于是我们给予解表发汗+清除肺脾湿气以升降脾胃+温补肾阳去除寒湿根源，几个回合下来，三周后痊愈，随访1年未复发。而且值得一提的是，孩子在服药1～2天内汗发出来的时候，咳嗽哮喘立刻消除掉了。

第三节　气机堵塞——压力类症状

经络和脏腑一直处于活动的生命态，也就是说其中的气血在不断地流动运行，一刻不停（完全停下来的是死人），这和我们看到自然界的河流、湖泊、大海、天空中的云、自然界的水运动很像，都是一刻不停的。

在自然界中，如果某个河流发生堵塞，将会造成该河流堵塞点上下游出现异常，上游水位升高，水的压力加大，下游水位降低，水压减小。变化的水情将对周围的土壤和河流环境形成异于平常的影响，而且这种非自然的变化很有可能形成对环境的伤害。人体的情形也是一样，气堵了，气对堵点及上下游将形成额外的压力，同时由于堵塞后温度变化，还将造成气化的变化，从而形成症状或疾病。

又比如，汽车的发热单元和散热单元存在一个平衡，当散热单元被阻塞，温度会急剧升高；而发热单元被阻塞，发动机可能会停止工作，整个系统温度就会下降。

人体有着营卫之间、脏腑经络之间的平衡系统，用以保障人体的恒温，保障生命的存在。气血在人体顺着不同的方向和逻辑运行，请看下图：

营血运行路径

卫气运行路径

在营卫层面，营气与卫气合作构成了发热和散热单元，用于维持体温。而营卫存在于任何经络和脏腑之中，因此由营卫气构成的各个系统都可以发生气堵塞的情况，从而引发疾病，只不过，气分和血分的堵塞将造成不同的结果，需要分别对待。

气机的正常运行模式

营和卫的合作是局部气化的基础，是微观结构。实际上，我们需要在整个身体层面来看气机的运转，才能从宏观上把握好身体各个部位以及脏腑经络之间的互动关系。整个互动关系构成的气运行机制，就是气机。

气机运行（热能的全身均匀分布）

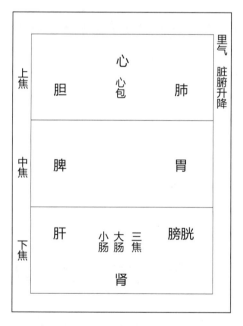

我们把人体的气运行或者能量代谢体系抽象为上述模型，我们可以看到，气分布于表和里，而里又分为上焦（上面）、

中焦（中间）、下焦（下面）。

《黄帝内经》描绘了人体内部气的状态——上焦如雾，中焦如沤，下焦如渎，其实是表达了在这三个部位气的形态特点。

正常的气循环是：升降出入，描述了气在人体进行内外上下的循环，然而这是宏观规律，分解到营气卫气还有不同。

出入正常

人体会通过体温调节来实现内外能量的均衡，让人体内部的气（水）和皮肤表面的气（水）保持一致的温度，这个过程是通过气的出入来实现的。

营气会在经络里面，从手经到足经，再从足经到手经，按照子午流注的顺序进行流动，从而实现了阴经（里气）和阳经（表气）间的循环活动；卫气则不同，白天的时候进行表里间的循环活动，夜晚睡眠的时候由表入里，潜入脏腑，只在里气里循环。

升降正常

如前所述，营气和卫气在表里之间运动的时候，必须要上下运动，有一个从手

蒸过馒头的人有这样的体会，打开蒸笼，我们会看到蒸笼里面的水分成三个层次：

1.上层的像雾气一样，基本上看不到水的形态。

2.中层的隔板上，有凝结的水不断向下滴回下面的水里面。

3.下层的就是被煮沸的水。

这个三层结构，就是中医上中下三焦的形象表达：

"上焦如雾，中焦如沤，下焦如渎。"

经到足经、从足经到手经的过程，所以气的运行还有升降正常的说法。对气的正常升降略作分析，我们会发现少阴、太阴、厥阴气升起，太阳、阳明、少阳气下降。

人体会通过气血的热能交换来实现上下热能循环。

我们有一些自己的理解，从气血上下运动的角度，可以表达为血升气降。我们知道在肺部的温度很高，所以肺里面通过呼吸往外排热，其实同时肺内的气不仅仅从呼吸走掉了，而且作为肺统管的卫气还在表里之间循环出入，走的方法是在肺里面加热，然后从三阳经向下走，这个过程叫做气降。同时在肾里面藏了热能，在肾小球滤过血液的时候，把血液的温度升高了，于是被加热的血液可以向上升发，回到心脏继续被加热。肾区气分的热能（即中医所谓的命门火，或者相火）其实是来自于心肺循环的。于是我们看到了一个场景：以气为主带着热能向下降，以血为主带着热能向上升。这就是黄元御谈到的木气温升、金气凉降。我们可以简化称之为血升气降。

还有一个问题，我们也比较困惑。古人讲的左升右降，身体左侧主血，右侧主气，其具体机制我们不敢十分确定，但是从现代解剖而言，心脏在左侧，所有回流心脏的血都需要从左侧升上来，从这个角度而言，似乎左侧主血右侧主气是可能的。黄元御在开处方的时候非常注重这个问题，比如治疗中风的时候，他认为左侧偏瘫是以血虚为主，右侧偏瘫是以气虚为主。胁肋部胀痛的治法，除了破除血瘀，左侧胀痛的时候要加入升血的药，右侧则要加入降气的药。我们在临床实践中发现还是非常有效的。以上乃我们的一家之言，还请有缘高人多多指点。

除了我们左右侧的肝肺升降以外，黄元御还认为，脾胃也构成了左右的升降——脾升胃降，心肾也构成了一个升降——心火降、肾水升。我们认为其原理大致相同，都是上焦的热能需要通过经络下降，而下焦的热能通过经络向上升，上下焦的经络必然经过中焦，所以中焦必须配合左右的升降一起发生同步升降，但凡某个地方的气升降出了问题，就会带来连锁反应，而在治疗改变气的运行状态时，正好可以利用这种连锁反应，来确定主次调节的靶点。

气机堵塞的类别和后果

升降异常

如果脾胃的升降出现问题，也就是中焦气机的周旋出了问题，这将导致上下焦的血升气降出现问题。

如果降气（气为主）失常是核心，那么上焦的热能无法有效下达，出现上面气分实、下面气分虚；上面的气郁而发热、下面的气收不到上面传来的热能而开始变寒（上焦肺热咳喘，下焦尿清遗溺）。

如果升气（血为主）失常是核心，那么下焦因为寒湿阻塞，气不能有效上达，而出现上面血分虚、下面血分实，时间久了会出现上焦供血不足、下焦郁而发热的情况（上焦胸闷气短，下焦出现腹泻、尿频、尿黄等）。

出入异常

如果气从表到里、从里到表的运行出现异常，人体的造热系统和散热系统之间会出现不平衡，就是出入异常。

比如受寒感冒，人体不能正常出汗，体内的热能就无法正常通过水分子对外散热，于是气就被堵塞在皮肤表层了，这叫表气不通。同时，这将造成体内热能蓄积，导致身体出现发热症状。而且，由于大量的水积蓄在皮下或肌肉里，人在感觉到发热的同时，还会出现肌肉、关节、骨骼疼痛。这种情况就是表气被堵塞出入异常。

而且由于表气被堵，将直接形成对下降的表气的阻碍，表气的源头在肺，所以会造成肺内气过剩，还将引发胃气无法正常下降，所以表气堵塞还会引起里气的下降出现问题，而出现咳嗽、呕逆等症状。

升降+出入异常

如果升降和出入同时发生问题怎么办？这种情况其实就是表气和里气同时发生了问题，往往也是临床最常见的。我们常常发现患者表气堵塞（不出汗），合并里气问题，比如便秘、腹泻、子宫肌瘤、月经不调等病症。

遇到这些情况，需要判断里气和表气哪个对于全局气机的影响更大，来决定先治疗哪个堵塞，有的时候需要先通表气，有的时候需要先通里气，有的时候需要先温里气。

实际上可以理解为，表气加重了里气的疾病状况，让堵的更堵，让热的更热，让寒的更寒。因此，表气的堵塞在很多时候需要先行解除，《伤寒论》的六经结构里面，表气产生的问题是最多的，治疗方案也是最多的，张仲景对于表气的重视程度，仅从这个角度就可见一斑。

气机堵塞——落实到营卫的堵塞

在人体经络里面，气是由微观层次气血耦合形成的整体状况（营气在脉中，卫气在脉外），所以营气和卫气的异常状态决定了气的表现异常。营气和卫气在脏腑这样的宏观结构中名字叫做血和气。

营血的问题

营血发生瘀阻后，会出现小的瘀血，积蓄成稍大的瘀血会造成小区域毛细血管堵塞，逐步加重可能造成局部变形，再严重就可能是癌症。

小的瘀阻肉眼不可见，大的瘀阻肉眼可见。阻塞发生的时候，一般会出现疼痛，这是因为阻塞点的上游血液突然被阻碍，会在局部毛细血管处形成高压，从而产生疼痛；而下游，则会因为血少而出现局部温度降低的现象，有点类似水坝把水流截断，坝上游水位升高（实），压力加大；而下游的压力减小，水位降低（虚）。所以严格来讲，虚实是同时发生的。

卫气的问题

卫气发生的瘀阻则不同，必然发生于血管外，气分发生的瘀阻表现为湿，严重点的为痰饮，容易流动，因而常发生于中医讲的腑，比如痰可以从肺排，也可以从大肠排出，如十枣汤排痰饮之法，又如利湿的过程，湿随大便排出。

总归是在血管外部。治疗的方法就是燥湿、利湿等。

营卫瘀阻的互相影响

卫气一般受寒才能积蓄形成湿等产物，这些产物将会对所处环境产生压力，让血管里面的血流速度减慢，流动受阻，进而引起疼痛。

血分瘀阻，会产生局部或者全身高热，而这个高热又将影响到该局部，使气被过度蒸发，而产生气分的问题。

营卫瘀阻还可以由虚造成

人体的组织结构由经络构成，因此经络里面缺乏气血的时候，组织无法充实，气血的能量也无法抵达，就相当于发动机没有汽油，散热片缺水，会造成汽车无法正常运行。此时，组织局部会出现虚弱的现象，比如一些麻木、冷的感觉多源于此，而前面的堵塞多为实、痛和热的感觉。

针灸和中药对气机堵塞的治疗原理

针灸解决气机堵塞

1. 针灸是如何对治堵塞的？

我们认为，针灸针刺入气所运行的经络，类似于铁锹挖掘河道里面的淤泥，将河道疏通，恢复河水的自然流动。针灸不仅解决了气的流动问题，更重要的是解决了局部气造成的异常气化问题。流水不腐，户枢不蠹，针灸就是通过建立正常的流动，来带走异常的气化产物（如现代认识的炎性物质或者凝血等）。

针刺又可以分为刺卫气和刺营气。但是营卫相伴而行，实际上刺卫的时候，卫气被推动的同时，营气也将被推动。《黄帝内经》明言："刺营者出血，刺卫者出气，刺寒痹者内热。"很明显营血堵塞，可以刺营放血，卫气堵塞，可以刺卫放气。而刺营刺卫都会对局部的气血产生影响，改变局部的压力结构，推进气血的运行，进而改变局部的气化。

好比小朋友玩的一个玩具，一管沙子垂直放置，沙子塞满后几乎流不动，当我们用东西刺破管道底部，让一些沙子漏出来，你会发现后面的沙子会越漏越快。这就是针刺营卫改变局部压力后，经络的气血开始越流越快的原因，这就是打通堵塞的方法。

2. 针灸除了治疗经络的疾病，可以治疗脏腑的疾病吗？

针灸治疗经络疾病效果非常突出，如果疾病部位发生在脏腑，其效果略慢，但依然起作用，因为脏腑和经络是连接的，如果释放了经络里面蓄积的压力（实际整个压力是实时施加给脏腑的），脏腑的工作状态也

有一次在美国，遇到一位咳嗽五个多月的女士，经过各种治疗还是没有痊愈。

鉴于咳嗽的病机一般是表气堵塞或/和胃气不降导致的，我们给予针灸治疗。

针刺足三里、丰隆以及胃经的堵塞点，患者立刻咳嗽消失了，胃部胀满的感觉也立刻消失了。

我们可以这样想象：肺部的气就像沙漏中的沙子，胃就像沙漏的管子，一旦堵住，沙漏里面的沙子就出不去，多余的肺气就需要咳出去，以保障正常的呼吸。所以一旦把下面打通了，多余的肺气有了出路，也就不咳嗽了。

会发生改变（压力在水里传导极快）。

3.针刺远端或者全息部位（非经络），可以实现临床疗效的原因

如前文所述，封闭流体内的压力传导是瞬间的，所以针刺对应部位，或者远端与患处相连的经络或穴位，可以直接改变患处营卫的压力结构，从而移动了营卫，打通了瘀塞。

4.针灸需要辨证论治吗？

针灸可以直接打通堵塞的经络，运行气血，解除寒热。有的时候，可以不用辨证，直接解除局部病灶的压力问题；但如果要解决全局性的气化问题，仍然要遵循气机运行规律，辨析整体气机，对气机进行疏通。

偏头痛的解决

患者偏头痛史超过10年，每逢经期头部两侧都会疼痛，给予针刺疏通胃经、胆经、肝经，疼痛立即减轻。这是为什么呢？经询问得知，患者有严重痛经，经血有很多血块，说明肝经明显堵塞，而疼痛发生在肝经的表里经络胆经（胆经头痛是头两侧痛，胆经经过此部位），由于胆经下行要经过胃部，所以先将胃部的气降下来，胆经的气才可以下去，而疏通肝经，是因为只有肝经对胆经的压力减小，胆经才可以更好地下去，因此同时疏通胆经、胃经、肝经，对于该头痛会有确定疗效。

药物解决气机堵塞

中药方剂对治气机堵塞的问题，除了调节气机升降，调剂温度以外，需要对营或卫的堵塞用药物化解，而化解气分和血分的

药物往往是靶向的，所以涉及如何选取药物组合、如何调整药物剂量，来攻开气血的瘀阻。这方面古代医家和当代医家都有非常多不同的经验，或者未来可以形成大数据，对用药形成更加精确的指导。本书专注于底层理论的解析，因而不涉及具体选药、药物机制等方面的内容。也欢迎更多高人一起来讨论完善药物这个部分。

第四节　外气致病——天人合一的秘密

人体和自然界同步气化，这是天人合一的气基础。

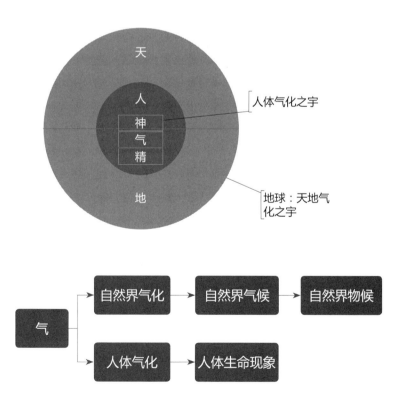

一年里，地球绕太阳公转，太阳对地球的辐射角每天都在变化，随着太阳辐射热能的变化，地球上的水不断被气化，每天气化的总量都不同，总体趋势是上半年到夏至前，气化量达到最大，而夏至到冬至，气化量退回最小。水被蒸发成气的时候，包含了大量的热能，这些热能又气化了周围的所有生物，于是自然界物候发生着春夏秋冬的往复变化。

人作为恒温动物，体内各脏腑经络都存在于恒温的水环境中，正因为这个恒温水环境，人体内部才能够进行各种复杂的生化反应，生命才得以保全和延续。

把人放在地球这个大环境中去看，随着四季气温变化和日气温变化，人的体温需要保持相对稳定，那么人的供热系统和散热系统的平衡就需要不断调整。我们的皮肤和肺直接与所在的环境进行热交换：当环境温度很热的时候，我们通过排汗和呼出更多的水气以散热；当环境温度很低的时候，我们减少排汗量，这样来保持体内的热能。

仔细体会这个过程，我们会感觉到，身体和环境之间时刻保持互动，身体时刻进行同步调整。环境气候变化时，或者说太阳辐射角度变化时，我们的身体时时刻刻都在跟着调整，这就是天人合一的真实写照，我们每个人都可以理解和感知，只是平时很少注意和重视罢了。

古人早已把生命置于地球甚至太阳系这个层次进行思考，并在这个层次上建立了我们的医学体系，这是一件极其伟大的事情！当然古人发现的绝不仅止于此，古人认为除了太阳，月亮和五颗行星也在对地球气候产生影响，因此我们与天同步的范畴在太阳系内，甚至古人定义的天，包含了北斗和黄道上的星群。

由于人只是地球上一个很小的生物，因此身体内的气化必然会受到地球气化的影响，这种影响是决定性的。夏天环境湿气重的时候，我们人体也湿气很重，往往需要藿香正气水之类祛暑的药物帮助排湿；而冬天环境温度很低的时候，由于皮肤散热和呼吸散热太快，我们很容易感到冷。

实际上《黄帝内经》的《四季调神大论》《脏器法时论》等篇，都是专门讲人和自然界同步的问题，甚至用大量篇幅的五运六气来专门谈天人之间同步的事情，可见古人将环境对人体的影响放在了极其重要的位置。

天气气化致病

首先，《黄帝内经》对于生命有如下定义：

"人生于地，悬命于天，天地合气，命之曰人。"（《素问·宝命全形论》）

虽然听起来有点玄，但是如果仔细分析，你会发现，这个观点非常有道理。

我们知道，太阳是供给地球热能的唯一外在热源。如果太阳停止发热，地球很快就会冷却下来，那么，由太阳辐射引发的地球上的大气运动，以及大气产生的气化作用也会停止，于是人类将无法生存。因此，我们的生命完全被老天（太阳）控制。

太阳辐射到地球的能量加载在水里面，于是地上的水蒸发升腾到空气中，天上的气（空气中的气，如云之类）下降到地上，地气和天气交互，往复升降运动。随着一年中太阳辐射强度的变化，天气和地气构成的往复运动强度不断变化，构成了一个动态变化的气场——大气生态圈，人就生活在这个生态圈内，这就是为什么《黄帝内经》说"天地合气，命之曰人"。

我们可以从《黄帝内经》的很多篇章里面看到这种生命观，以及这种生命观所对应的养生模式。比如《四季调神大论》中就说：

春三月，此为发陈。天地俱生，万物以荣，夜卧早起，广步于庭，被发缓形，以使志生，生而勿杀，予而勿夺，赏而勿罚。此春气之应，养生之道也；逆之则伤肝，夏为寒变，奉长者少。

夏三月，此为蕃秀。天地气交，万物华实，夜卧早起，无厌于日，使志勿怒，使华英成秀，使气得泄，若所爱在外。此夏气之应，养长之道也；逆之则伤心，秋为痎疟，奉收者少，冬至重病。

秋三月，此谓容平。天气以急，地气以明，早卧早起，与鸡俱兴，使志安宁，以缓秋刑，收敛神气，使秋气平，无外其志，使肺气清。此秋气之应，养收之道也；逆之则伤肺，冬为飧泄，奉藏者少。

冬三月，此为闭藏。水冰地坼，勿扰乎阳，早卧晚起，必待日光，使志若伏若匿，若有私意，若已有得，去寒就温，无泄皮肤，使气亟夺。此冬气之应，养藏之道也；逆之则伤肾，春为痿厥，奉生者少。

以上这段内容是一个极好的养生保健方法，意思是在春夏秋冬四个不同的季节，大气生态圈的气运动方式造成了不同的气化，产生了不同的物候，所以人类应该与大自然的气化保持同步的生活方式，这种方式就是天人合一的生活方式，使生命得以滋养，健康得以持续。如果反其道而行之，就会出现疾病风险。

人体和自然界同步气化，有特定的时间和气化规律，请参考下面的对应关系表：

六经	经气构成	本气性质	气运动状态	能量方向	司化脏腑	从化脏腑	一般寒热情况	病态	自然界六淫之气	所在时段主气（地气）
太阳经	多血少气	寒	水	藏	膀胱（寒）	小肠（火）	热多寒少	病寒热	太阳寒水	11.21-1.21
少阴经	少血多气	君	火	长	心（火）	肾（寒）	热少寒多	病寒热	少阴君火	3.21-5.21
阳明经	多血多气	燥	金	收	大肠（燥）	胃（湿）	热多寒多	病燥湿	阳明燥金	7.21-9.21
太阴经	少血多气	湿	土	化	脾（湿）	肺（燥）	热少寒多	病燥湿	太阴湿土	9.21-11.21
少阳经	少血多气	相	火	长	三焦（热）	胆（风）	热多寒少	病风火	少阳相火	5.21-7.21
厥阴经	多血少气	风	木	生	肝（风）	心包（热）	热多寒少	病风火	厥阴风木	1.21-3.21

当自然界的气候气化过强的时候，人和地球上的生物对应出现各类疾病。古人还发现气候存在10年节律、6年节律、60年节律，不同的气候特点造成人容易生不同的疾病。

一年中有不同的气候时间段，不同阶段容易发生不同疾病：

比如春天，在厥阴风木阶段，容易被风气所袭，发生肝的疾病；

又如秋天，在阳明燥金阶段，容易被燥气所袭，发生肺的疾病。

10年节律中，比如2018年，就是整体偏热的年份，容易发生肺、肾和心脏的疾病。

地气气化致病

《黄帝内经》中也明确记载了地域对气化的影响。

《素问·异法方宜论》中有如下记述：

黄帝问曰：医之治病也，一病而治各不同，皆愈，何也？

岐伯对曰：地势使然也。

故东方之域，天地之所始生也。鱼盐之地，海滨傍水，其民食鱼而嗜咸，皆安其处，美其食。鱼者使人热中，盐者胜血，故其民皆黑色疏理。其病皆为痈疡，其治宜砭石。故砭石者，亦从东方来。

西方者，金玉之域，沙石之处，天地之所收引也。其民陵居而多风，水土刚强，其民不衣而褐荐，其民华食而脂肥，故邪不能伤其形体，其病生于内，其治宜毒药。故毒药者，亦从西方来。

北方者，天地所闭藏之域也。其地高陵居，风寒冰冽，其民乐野处而乳食，脏寒生满病，其治宜灸焫。故灸焫者，亦从北方来。

南方者，天地所长养，阳之所盛处也。其地下，水土弱，雾露之所聚也。其民嗜酸而食胕，故其民皆致理而赤色，其病挛痹，其治宜微针。故九针者，亦从南方来。

中央者，其地平以湿，天地所以生万物也众。其民食杂而不劳，故其病多痿厥寒热。其治宜导引按跷，故导引按跷者，亦从中央出也。

故圣人杂合以治，各得其所宜，故治所以异而病皆愈者，得病之情，知治之大体也。

这段文字意思是说，不同地域的气化不尽相同，由此而产生的物化也不同，又由于饮食、作息习惯等原因，造成了该地区人体的气化特征出现了区域化特点，这就是一方水土一方人的道理。

同样我们可以根据这个特点来设定治疗、养生的策略。比如我们临床经常会发现，有些患者在三亚等热带地区，往往高血压、肺炎等疾病会好转。其实这是因为当地的气候特点，气温比较高，人在那样的环境下相对容易出汗，更容易减少血管的外周压力，使得血压下降。

月经：人体的月度潮汐

在中国古典天文学里面，假

很多女性都有这样的体会，在月经来临的前几天，胸部会感觉到胀满充盈，甚则胀痛，而月经一旦开始排出体外，这个感觉就消失了。

这个现象表明，女性冲脉在月经前已经开始充盈，血管内压力增加，就像潮汐时海水高涨，海水形成的压力增大一样。

显然人体冲脉压力增大，和潮汐月度压力增大会出现谐振。

而有些女性月经却停止不来，这是为何？

其实细心的女士会发现，即使月经不来，月经期间的烦躁感还在，这表明其实只是在子宫壁处的经络发生了堵塞，血液无法排出而已。经过针灸和用药的活血治疗，多可以恢复正常。

《黄帝内经》讲女子七七而天癸绝，没有到49岁，女性是不会真正绝经的。

这又是中西医的一个认知差别，同时带来治法和疗效的差异。

设地球不动，而其他所有天体都在运动，这和现代天文学有很大不同，但这其实是中华文明极其智慧的地方。地球一旦成为唯一静止的参照系，地球也相对成为宇宙的中心，所有的天文运动对地球产生的影响就可以进行相对计算；通过计算天体对地球的影响，进而指导人类的生活。

在天圆地方的假设里面，地球不动，而太阳带着行星、月亮和黄道星系一起，在天幕上，围绕北极轴旋转。天幕在靠近北极圈的位置，有一个指针——北斗七星，地球不动，天转得最快，天幕随北斗绕北极轴每天转360度多不到1度，太阳速度比天幕慢，每天正好转360度，月亮比太阳还要慢，每天比太阳慢12度多。

太阳、月亮以及五颗行星（金、木、水、火、土）在一起叫七曜周旋，不考虑其他星星，只是因为古人认为它们是最重要的。七曜周旋对地球的引力会产生两个不同层次的影响。

我们知道，以太阳和月亮为主的引力会对地球产生引潮力作用，太阳的引潮力作用叫做太阳潮，月亮的引潮力作用叫太阴潮。由于太阳和月亮的转速不同，两个引潮力会呈现节律性的叠加，因此出现了地球上大气、水、地壳作为气态、液态、固态受到它们的引潮力作用，而产生潮汐现象。

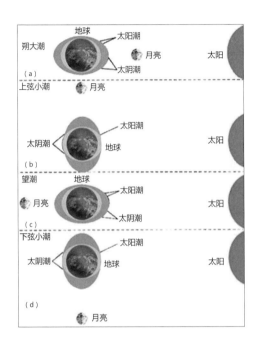

太阳和月亮为主的引潮力制造了海水潮汐（月亮对海水的引潮力为太阳对海水引潮力的2.25倍），引潮力会把地球上的水拉成椭圆形，椭圆的高点就是涨潮点，低点就是落潮点，太阳和月亮几乎每24小时绕地一圈，因此每天会产生两次涨落潮。

由于月亮比太阳绕地的角速度慢，每天约慢12度，所以每天的潮汐时间会往后推迟12/360×24小时，即48分钟左右。

农历初一，月亮和太阳在地球同侧；

农历十五，月亮和太阳在地球对侧。

太阳和月亮在地球同侧和对侧，将对地球上的水形成极大的引潮力，所以在初一和十五的前后，地球上很多海域会出现更大的潮汐。

由于地球上的活水通过各种方式相连，因此引潮力实际上不仅仅对海水形成了引潮力，而且对地球上所有连接的水产生了引潮力，这就是为什么我们会发现在一些与海相连的内陆湖也会出现潮汐现象。

有趣的是，在人类身上，女性的月经也呈现出对应的规律，标准月经周期和月亮的绕地公转周期完全一致。在地气产生潮汐的时候，女性的血液也会产生潮汐。古人很早就将女性每月的失血命名为月经，这说明古人早已掌握其中的奥妙。

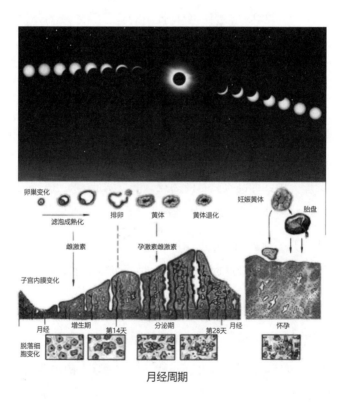

月经周期

由于地球上的水受到引潮力最大引力作用在每月的十五，

其次为初一，因此女性月经在初一左右和十五左右来的居多，俗话说"躲得过初一躲不过十五"，看来背后另有深意。其中尤以十五左右来月经相对较正常，为什么呢？因为在农历十五的时候，月亮和太阳处于对侧，**月亮离地球的月地距离**比初一时的**月地距离**更近，因而农历十五的引潮力是初一的1.48倍。所以农历十五来月经的女性，月经更为正常。

落实到人体，涨落潮究竟产生了什么样的影响呢？我们知道涨潮的原因是太阳或者月亮的引力拉动流体向上，农历十五左右的时候是每个月的最大潮（**月亮的近地点**）；这一天当中，人类所面临的太阳和月亮联合产生的引潮力最大，因此，这一天我们的血液从身体内层脏腑流到身体表层最多，《黄帝内经》也有同样的记载。另有报道说月圆之夜人的情绪变化很大，这正表明了人体血分压力比较大（肝管血，主情绪），月经期妇女子宫壁的血管面临压力最大，更容易膨胀破裂而流出月经。

这一点，在《黄帝内经》中也有具体的分析。

我们用诗句或歌曲来赞美圆月时，其实是在通过舒肝而养生。

黄帝曰：有寒温和适，腠理不开，然有卒病者，其故何也？少师答曰：帝弗知邪入乎？虽平居，其腠理开闭缓急，其故常有时也。黄帝曰：可得闻乎？少师曰：人与天地相参也，与日月相应也。**故月满则海水西盛，人血气积，肌肉充，皮肤致，毛发坚**，腠理郄，烟垢著，当是之时，虽遇贼风，其入浅不深。至其月郭空，则海水东盛，人气血虚，其卫气去，形独居，肌肉减，皮肤纵，腠理开，毛发残，䐃理薄，烟垢落，当是之时，遇贼风，则其入深，其病人也，卒暴。

因此我们可以明确感知引力对地球上的水、大气和身体的影响，还有一些力学强度我们可能主观感受不明显，但它的影响可能通过其他方式存在：

天气节律变化，人被同步气化；

地理影响；

人事——人体能量代谢与社会生活；

环境热能（气）的运算——《黄帝内经》五运六气；

热能（气）医学的发展之辨——中医发展史（古人之月照今人）；

循证医学——中医的循证医学；

中医起源与断代——文明之谜（如同其他世界文明遗迹），我们当以敬畏之心，追随、继承、发展祖先留下来的文明。

靳九成教授认为：

月球虽小，但距地球最近，对人体的引潮力是太阳的2倍多，是影响人体生命过程的次要因素。水、金、火、木、土五曜引潮力、引力虽比月球小很多，但近地点引潮力、引力与远地点引潮力、引力之比很大，金星、火星分别达241.8倍、112.0倍，其次为水、木、土，每年变化幅度也很大，所以五曜也是不可忽视的次要因素。太阳系中其他如天王星、海王星、行星的卫星，或因遥远，或因质量太小，或因温度不高等，其影响可近似略去。太阳系的半径约50天文单位，银河系中其他恒星距地球十分遥远，可不予考虑，银河系以外的星云就更可忽略了，因此，天人合一模型可简化为七曜与地、与人的合一。

太阳系其他五颗行星的引潮力情况以及七曜的60周年运动轨迹见下表及图。

曜别	日	月球		水	金	火	木	土
质量 （10^{24}千克）	$1.98×10^6$	0.0735		0.3309	4.869	0.6421	1989	568.4
与地最近距离 （AU）	1	0.002428 （近地点）	0.002570 （平均）	0.6129	0.2767	0.5237	4.2028	8.5388
最大引力相对 太阳的倍数	1	$6.297×$ 10^{-3}	$5.62×$ 10^{-3}	$4.45×$ 10^{-7}	$3.21×$ 10^{-6}	$1.18×$ 10^{-6}	$5.79×$ 10^{-5}	$3.94×$ 10^{-6}
远地点距与 近地点距之比	1	1.14		2.26	6.23	4.82	1.48	1.23
近地点三大作用与 远地点作用之比	1	1.3		5.11	38.8	23.2	2.20	1.51
近地点引力与 远地点引力之比	1	1.48		11.54	214.8	112.0	3.24	1.86
最大引潮力相对 太阳的倍数	1	2.6	2.1	$7.26×$ 10^{-7}	$1.16×$ 10^{-4}	$2.26×$ 10^{-6}	$1.35×$ 10^{-5}	$4.61×$ 10^{-7}

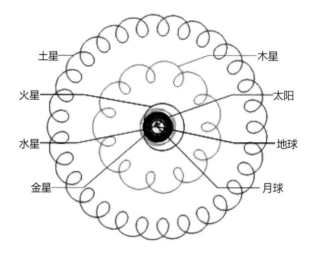

日、月、水、金、火、木、土七曜的60周年视运动轨迹

【注释】

　　靳九成，1958年毕业于武汉大学物理系，即任教于湖南大学。主要从事物理学、天文学领域教学、科研和指导硕士、博士生工作。发表学术论文150余篇，出版专著2部，获得4项国家发明专利，一项美国专利，两项国家实用新型专利。靳九成等2010年首次指出干支农历的千年谬误，推翻了干支农历作为医易学时标的历法地位，确认生命（医易）历较能反映日、月、水、金、火、木、土七曜对人体的影响，为医易学提供最佳时标，是中华文化对人类历法文明独一无二的贡献，可世界申遗。

五运六气预测疾病发生——大医必备的天文数学知识

五运六气是《黄帝内经》中专门研究气候气化致病的学问。其内容非常复杂，我们在此仅就其结构进行简单的介绍。

我们认为，用现代物理学观点看，太阳、月亮、地球和五行星（金木水火土五星）构成了一个热力学系统，热源是太阳，可以气化地球上的水，而太阳、月亮和五颗行星同时对地球上的水形成有节律的力学影响。在热学和力学的共同影响下，地球上的水开始了特定规律的气化和运动，而这个规律的计算方法就是五运六气的算法。

五运六气是根据天文的变化，来判断我们所生活的空间地球（北半球）的气场（气候场）的变化规律。古人在内经的运气七篇把气候计算的运算方法和结果告知了我们，并把六十甲子这个大的循环周期的特征全部列在《黄帝内经》里面，供后人查询套用。然而其内容并不完整，因为缺失很多天文背景和运算细节，不过根据内经记载的内容，已经足够对60年内气候进行大致的预测，并设计治疗方案。

按照我们的粗浅理解，关于气候的计算方法，古人采用了两个模式：

1. 常量和变量相叠加的模式（道和非常道的叠加）；

2. 多层嵌套计算模式（年场、月场、日场等气候场叠加）。

每天气场的综合计算公式如下：

［五运常量（主运）+五运变量（客运）］×［六气常量（主气）+变量（客气）］×年运×（上半年司天气，下半年在泉气）

五运：一年内气五行气化方向为木、火、土、金、水，分别有太过和不及两种状况，也就是有10种气化类型，又分为主客运来表达常量和变量。

六气：按照不同时间段出现的气有厥阴风木、少阴君火、少阳相火、太阴湿土、阳明燥金、太阳寒水6个，又分别分为主客气，表示常量和变量。

年运：10年内整体气候呈现出不同的五行气化强度，又分为太过和不及两类，因此出现了10种五行气化类型。

司天气和在泉气：分别表示上半年和下半年北半球出现的主要气，这个气会和六气的每步气都有叠加。

杨力老师的《五运六气》对这部分内容有更详细的说明，这里仅做介绍，表达我们的思考和理解，以兹探讨。

由于五运六气的内容非常深奥，我们的研究仍然在进行中。以下，我们举例应用，让大家有个基本认识。

2017年上半年疾病预判

初之气（1.21～3.21），二之气（3.21～5.21）

2017年运气参数

五运：木运不及之年，主运和客运都是木不及

六气：司天阳明燥金气，在泉少阴君火气

初之气：主气为厥阴风木，客气为太阴湿土气

二之气：主气为少阴君火，客气为少阳相火

我们看到全年的气化特点是肝气升发不起来（木运不及），加上上半年阳明燥金司天（金气），春天更是肝气升发有难度。

初之气的时候

厥阴风木和太阴湿土相争，形成土湿木郁的格局，加之全年升发不力的状况，可见肝气抑郁之甚。

容易出现的疾病有：

肝气被郁下焦，造成尿频、痔疮、妇科出血证；

肝气不能上达，造成胸闷心脏不适；

肝气不升则胆气不降，导致眩晕、口苦咽干；

胆气不降克胃，导致胃痛、反胃、呕吐等；

胆气不降克肺，导致咳嗽。

肝气不升的治理方法：达郁汤，如遇足冷者加附子。

胆气不降的治理方法：下气汤+小柴胡汤。

又由于2016年年底冬气不藏，肾气不足，到2017年初之气的时候，如果肝气升发太快，有很多2016年冬天肾气没有补足的人，也有可能出现温病（"冬不藏精，春必病温"），非常像流行感冒等呼吸系统传染病，阳气升浮，全身发热手足冰冷，皮肤出疹。

温病发烧及出疹的治理方法，可以使用彭子益的乌梅三豆汤，也可以使用金匮肾气丸顾护肾气。

二之气的时候

主气少阴君火和客气少阳相火叠加在一起，气的温度陡增。

君相火克制肺胃之气，易出现胃痛、反胃、呕吐、咳嗽。由于火力比较足，会出现流行性感冒等呼吸系统传染病或心脏病多发。

治理方法：黄连阿胶鸡子黄汤+小柴胡汤。

五运六气学还有以下可能的应用：

1. 通过五运六气判断一个人的身体体质特点

人出生的时候，打开肺进行呼吸，人气就开始和自然界保持气的交换了，于是出生时的气场环境就塑造了出生时间人体的内环境。因此我们可以用五运六气来判断体质。在这方面颇有研究的是毛小妹老师，她发明了用年尾号判定身体体质状况的简洁方案，帮助很多医生提高诊断能力，帮助很多患者掌握自己的身体的特质。

略介绍如下：

出生年的个位数为0、1、2、3、4、5、6、7、8、9分别代表了十个天干所指

注：以上是我们一点不成熟的思考，实际上桂本《伤寒论》里面有疾病和治法的详细介绍，可能和我们这个不尽相同。因为客气是随时来去的气，变动的气，所以究竟是主气控制局面还是客气控制局面，可能随时在变。另外，五运六气的核心算法我们还未尽知，所以只是粗浅使用，以供大家有一个基本认识。

的年份，我们知道每个年份的运气气化有太过和不及的区别，我们可以用"+""-"来代替。于是年运状况为：金+，水-，木+，火-，土+，金-，水+，木-，火+，土-，而金代表燥化，水代表寒化，木代表风化，火代表热化，土代表湿化。于是不同年份出生的人，即可出现不同的气化特点。记住了年尾号，就记住了身体的气化特点：

1结尾的人，肾气寒化不及（肾气不足，湿化）

6结尾的人，肾气寒化太过（肾气太过，心火被克，寒气重）

2结尾的人，肝气风化太过（肝气升发太过，脾被克，湿气重）

7结尾的人，肝气风化不及（肝气升发不足，燥气重）

4结尾的人，脾气湿化太过（湿气重，寒湿重）

9结尾的人，脾气湿化不及（肝气旺盛）

3结尾的人，心气热化不及（心火不足，寒气重）

8结尾的人，心气热化太过（火气大，肺金被克）

5结尾的人，肺金燥化不及（肺气不足，热化）

0结尾的人，肺金燥化太过（肺气太过，肝气被抑制）

2. 诊断疾病的时候，判断当前患者生病的背景气候环境

《黄帝内经》说："不知年之所加，气之盛衰，不可以为工也。"是说如果不了解现在的气候情况，是不可以做医生的。在疾病的发生和发展过程中，个人的体质和当下的气候环境，是人体永远摆脱不了的两个背景，一个是不变的体质，另一个是变化的环境。真正好的医生，需要抓住这两点，再结合其他的诱发因素，来高效率地治疗患者。

曾听说有位医生每天可以开200个处方，而且不是很累，疗效

还很好，这是怎么做到的呢？其实是医生掌握了五运六气的使用法则，设定了一个当前治疗的框架方剂，再根据每个个体的体质不同，稍微进行加减即可实现很好的疗效。这个方法李阳波老师使用过，宋代医家陈无择也使用过，为此还创造了一整套框架模板。

由上面的简要描述，我们可以感受到，五运六气作为内经里面很复杂的一部分内容，具备一种特殊的功能——在时间框架下判定未来的身体走势，所以，在未来应该有极大的潜力用于临床治疗、疫病预防和健康养生。

我们可以设想，如果五运六气是一个每60年不变的框架，那么应该可以设计出固定的处方模板来治疗各种时令疾病。

古人确实做过这样的尝试。宋代医家陈无择设计了三因司天方，将五运、六气分别设计出来方剂，然后进行排列组合，根据当时所处的运气状况，设计出各种处方，对疾病进行治疗，据说疗效很好。我们还没有尝试过。

另外，《伤寒论》桂林古本，里面专门有六气胜复的病症与方剂记载。

已经失传的《伤寒钤法》更是详细记载了通过计算疾病发生时间来设计治疗方案的算法。

我们认为，古人根据天地气化背后的数学规律设计出各种模式化的治疗方案，是一个很好的发明，可以用于指导未来大数据的临床研究。

第三章

如何诊断疾病
——关于气状态的判断

中医基于望、闻、问、切四诊来对人体的气进行判断，检查气的状态。六经六气模型是一个非常简捷有效的诊断治疗体系，就像截拳道一样，用最简捷的方式将敌人击倒。

第一节 四诊皆为气——有诸内必形于外

四诊指中医的望、闻、问、切，四诊的目的是确定疾病的靶位、性质、走势，确定改变局面的关键点，然后根据诊断设定治疗的优先级，以及制订具体治疗方略。

我们都知道中医基于四诊来对人体的气进行判断，那么这四诊确实可以检查人体气的状态吗？其内在逻辑是什么？古人讲的有诸于内必形于外的原理是什么呢？

我们在这里进行一些探讨，希望可以解开一些内在原理。

望：看一看就知道疾病之"望而知之谓之神"

大约有两种解释，一种是望神，指通过对神的直接查看进行诊断；另一种是望身体各部位的气色，从而判断身体的情况。望神对于医生能力的要求太高，我们这里不做探讨，我们这里看看基于气的望诊原理。

现摘录清庆云阁先生于《医学摘粹》里面精彩的论述如下。

五行五脏化生五色

木青、火赤、土黄、金白、水黑是五行所化之正色。肝青、心赤、脾黄、肺白、肾黑是五脏所化之正色。

如青而兼赤，赤而兼黄，黄而兼白，白而兼黑，黑而兼青，是五行五脏合化相生之变色，不病之色也。

如青而兼白，白而兼赤，赤而兼黑，黑而兼黄，黄而兼青，是五行五脏合化相克之变色，为病之色也。

我们在观察人脸色的时候，看到这些颜色为什么可以断定患者的肝、心、脾、肺、肾有问题呢？

回顾营卫和经络层面的逻辑，我们知道脸部的皮肤下只有营气和卫气，分处于血管内和血管外，因此无论脸色如何变化，都是由营气和卫气调和出来的。

营气和卫气在不同温度下，呈现几种可能性，请看下表：

	温度高	温度低	虚少
营气颜色	颜色红紫	颜色偏黑，显示黑	色浅红，无法调和气分，显示白
卫气颜色	蒸发出汗，无法调和血分，显示红	聚集为湿，过度遮挡血分的红，显示黄	气少而萎，无法调和血分，显示红

白色：可以视为当血不足（血虚）的时候，由于没有足够血色，也没有足够温度，而呈现白色。

黑色：气和血温度全部偏低的时候。

红色：气血温度都偏高的时候（气分蒸发而减少，呈现红色居多）。

黄色：气分温度不足，湿气聚集，根据血分温度高低，而出现阳黄（亮黄）和阴黄（暗黄），或理解为气分过多，而遮挡血分颜色，根据血分颜色而出现亮黄和暗黄。

青色：血分温度高呈现缺氧的紫红色，气分温度低遮挡血分颜色，叠加在一起呈现青色。

而实际上，青红类的面色主要表达了血分温度足够；白黑类主要表达了气分积累，而血分温度不够或虚少。因此，青红类反映为肝、心等控制血液的脏器；白黑反映肺、肾等控制气、水的脏器的状况；黄则反映了气分过度聚集而血依然足够的情况。

以上分析仅仅代表了使用营卫作为根本落脚点来分析颜色的变化，而实际上我们的面色是多样的，可以依此法类推去分析，最终需要落实在营卫气血才是比较踏实的。

有了这个理解，我们就可以明白，由于天气随四季的变化而呈现出不同的五行特点，天地之间五行气化的时候，人类也同步气化，因此也会随着天气的变化而同步出现五色的变化。

五色宜应四时

春气通肝，其色青。夏气通心，其色赤。秋气通肺，其色白。冬气通肾，其色黑。长夏四季之气通脾，其色黄。如春当青反白，夏当赤反黑，秋当白反赤，冬当黑反黄，长夏四季当黄反青，是即主胜客之恶色也。主指人气言，客指岁气言。

五色宜合五脉

凡病患面青脉弦，面赤脉洪，面黄脉缓，面白脉浮，面黑脉沉，此为色脉相合。若见是色，而不得是脉，此为色脉相反主病。若见是色，而得相生之脉主生，见是色而得相克之脉主死。

五色宜合五气

青、黄、赤、白、黑显然彰于皮肤之外者，五色也。隐然含于皮肤之中者，五气也。内光灼灼若动，直从纹路中映出，外泽如玉，并不浮光油亮者，则为气色并至，无病之容状也。若外见五色，内无含映，则为无色无气。《经》曰：色至气不至者死。若外色浅淡不泽，而内含光气映出，则为有气无色。《经》曰：气至色不至者生。盖青欲如苍璧之泽，不欲如蓝。赤欲如帛裹朱，不欲如赭。黄欲如罗裹雄黄，不欲如黄土。白欲如鹅羽，不欲如盐。黑欲如重漆色，不欲如地苍。

五色宜合五官

舌者心之官也，舌赤心之病也。色深赤焦卷者，邪实也。色浅红滋短者，正虚也。鼻者肺之官也，鼻白肺之病也。色深白喘而胸满者，邪实也。色浅白喘而不满者，正虚也。目者肝之官也，目青肝之病也。色深青者，邪实也。色浅青者，正虚也。口唇者脾之官也，唇黄脾之病也。色深黄者，邪实也色浅黄者，正虚也。耳者肾之官也，耳黑肾之病也。色深黑者，邪实也。色浅黑者，正虚也。

五色宜合五部

左颊肝之部也，右颊肺之部也，额上心之部也，颏下肾之部也，鼻者脾之部也。本部见五色，或浅淡不及，或深浓太过，皆病色也。假如鼻者脾之部位，见黄本色，则为本经自病在邪也。若见白色，则为子盗母气，虚邪也。若见赤色，则为母助子气，实邪也。若见青色，则为彼能克我，贼邪也。若见黑色，则为我能克彼，微邪也。余仿此类推。

五色主病

黄、赤为阳色，主风主热。青、白、黑为阴色，主寒主痛。若黑甚在脉则麻痹，在筋则拘挛。微黑色，主肾病水寒。若浅淡白色，主大吐衄下血脱血，若不吐衄下血，则为心不生血，血不荣于色也。痿黄色，主诸虚病。两颧深红赤色，主阴火上乘，虚损劳疾也。

五色合五脏之病

肝化青色，其病善怒，脐左动气，转筋胁疼，诸风掉眩，疝气耳聋，此皆肝实之病也。若肝虚则目视而无所见，胆小惊恐，如有人将捕之状也。心化赤色，其病善喜，脐上动气，心胸烦痛，舌红口干，健忘惊悸，怔忡不安。如热乘心实，则发狂昏冒。如神怯心虚，则凄然好悲也。脾化黄色，其病善忧，当脐动气，善思食少，倦怠乏力，腹满肠鸣，痛而下利，此皆脾虚之病也。若脾实，则身重，腹胀满，便闭也。肺化白色，其病善悲，脐右动气，洒淅寒热，咳唾喷嚏，喘呼气促，肤痛胸痹。若肺虚，则喘咳气短，不能续息也。肾化黑色，其病善恐，脐下动气，腹胀水蓄，肿满或喘，溲便不利，腰背骨痛，呵欠不已，心悬如饥，足寒厥逆。

五色合五脏之病宜分顺逆

假如肝病见青色，是正病正色主顺。若反见他色交错主逆。

若见黑色，为母乘子，相生之，顺也。若见赤色，为子乘母，相克之，逆也。若见黄色，为病克色，其病不加，凶中顺也。若见白色，为色克病，其病必甚，凶中逆也。余四脏仿此。

五色以内外上下左右分顺逆

凡病相传相乘，当视其色之锐处，所向何官、何部，则知起自何官、何部，传乘何官、何部，生克顺逆，自然明矣。锐处向外，是内部走外部，则为脏传腑，腑传表，易治之病也。锐处向内，是外部走内部，则为表传腑，腑传脏，难治之病也。凡病色从下冲明堂而上额，则为水克火之贼邪，主逆也。从上压明堂而下颊，则为火侮水之微邪，主顺也。男子以左为主，女子以右为主。男子之色，自左冲右为从，自右冲左为逆。女子之色，自右冲左为从，自左冲右为逆。

五色以浅深晦明聚散分顺逆

凡病色深为沉，主病在内。若更浊滞晦暗，主久病与重病也。色

我们经常看到有些孩子的鼻根部有青筋或者红色的血管存在，这是典型的望诊。根据这个信号，我们可以判定孩子出现了肝木克脾土的问题。

望诊从颜色信号直接获得了孩子的内部情况，这是为何？

鼻梁根部，古人称为山根，为脾胃管辖的范围，在脾胃的范围出现了青筋（肝所主之营血过剩的信号），实际反映了脾胃虚弱，造成湿气阻碍，血管被郁阻，黄元御称为土湿木郁的情况。这样的孩子往往消化不良，脾气急躁。

需要对脾胃进行健运，对肝脏气血进行运转，可以将该症状解除。

诊断的内在逻辑，还是我们看到的现象所反映的脏腑问题（该现象发生的部位实则与脏腑相连，就像一个脏腑状态的指示器一样，因此中医可以从外面看到里面）。

浅为浮，主病在外，若得光泽明显，主新病与轻病也。若其色虽不枯晦，亦不明泽，主不甚之病也。凡诸病之色，如云彻散，主病将愈，易治也。如雾搏聚，主病渐进，难治也。

辨目色

目睛清莹，为神足不病之候也。目光晦暗，为神短将危之候也。或神或色，如单失为久病，如双失即死矣。再面与目，各有相当之色。如面黄目青，面黄目赤，面黄目白，面黄目黑者，皆不死。惟面青目赤，面赤目白，面青目黑，面黑目白，面赤目青皆死。盖以黄为中土之色，病患面目显黄色，而不受他色所侵则吉。面目无黄色，而惟受他色所侵则凶。若伤寒，两目红，则为发疹疡之兆；两目黄，则为病将愈之征；若两睛通黄，主发黄胆之候也。凡病者，闭目病在阴也，开目病在阳也，朦胧昏不了了者，为热盛伤神也，视而时瞑者，为衄血之常候也。戴眼为阳绝之候也，目盲为阴脱之候也，目眶忽陷为气脱之候也，睛定不转为神亡之候也。

辨舌色

舌本赤色，若津津如常，邪尚在表。若见白苔而滑，邪在半表半里，见黄苔而干燥，热已入里。见黑苔有二：如黑而焦裂硬刺者，为火极似炭之热；苔如黑而有水，软润而滑者，为水来克火之寒苔。又蓝色为白色之变，主寒。紫色为红色之变，主热。此伤寒证辨法也。凡舌肿胀，舌焦干，舌生芒刺，舌苔黄燥，皆主热。舌白润，舌黑滑，皆主寒。舌硬，舌强，舌卷，舌短缩，皆主危候。又舌出数寸者死，沿边缺陷如锯齿者不治。

辨口唇色

唇色黄主脾病，唇色青黑主病危笃，如环口黧黑，死证也。

辨鼻色

鼻头色青，主腹中痛。鼻头色微黑，主有水气。鼻头色黄，主胸上有寒。鼻头色白，主亡血。如色见微赤，而非其应见之时者，则死。

辨耳色

耳黑主肾病，耳焦干死证也。

五色危候

黑色出如拇指，见于天庭；赤色出如拇指，见于两颧；此皆水火相射之候，病虽小愈，亦必卒死。如唇面青黑，及五官忽起黑色，白色如擦残汗粉之状，虽不病亦必卒死也。

五色的变化不仅反映了营卫气血，同时，不同部位出现不同的五色也是有其相应的含义的。如前文庆云阁先生提示，不同部位属于不同脏腑管辖，所以如果五脏调和，则不会显示出本脏的颜色，如果五脏出现了问题，则本脏的颜色将会出现在脏所连接的器官上，如果更加严重，则会出现他脏的颜色，代表了本脏拖累或者受制于他脏的情况。

比如鼻子代表脾胃：

如出现黄色，出现了脾胃的本色，表达了脾胃的本气生病；

如出现白色，土生金，表示脾胃被肺所盗泻，即脾胃出现了虚邪；

如出现红色，火生土，表示脾胃有火来助长，即脾胃出现了实邪；

如出现青色，木克土，表示脾胃有木来乘机偷袭，是脾胃出现了贼邪；

如出现黑色，土克水，表示脾胃有水来捣乱，是脾胃可以克制的微邪。

为什么不同部位代表了不同脏腑？

我们在望诊的时候，往往用不同部位出现的颜色来判定出现了什么问题。这是因为五脏各是一套体系，通过经络与脏腑相连的部位都是该脏腑的外延，因此，面部甚至身体其他反射区都代表了该脏的状态，可以用上面提到的颜色来判断该脏腑和其他脏腑之间的相对状态。

小结：望诊可以通过对代表不同脏腑的部位进行观察，通过目标部位所呈现的颜色（红色方向为血分为热，白色、无色方向为气分为寒）、目标部位所出现的非正常的东西（凸起表示压力过大为实，凹陷表示压力过小为虚），判断身体内部脏腑经络的气血虚实寒热状况，真正反映了"有诸于内必形于外"的状况。因此中医望诊就像现代西医的CT设备，从图像直接获取身体内部的信息，经过训练的高手甚至可以达到"望而知之谓之神"的境界。

闻：听声音就知道疾病之"闻而知之谓之圣"

依旧引用庆云阁先生精辟的论述：

五声通五脏

角属木，通乎肝。徵属火，通乎心。宫属土，通乎脾。商属金，通乎肺。羽属水，通乎肾。

声发于形

凡物中空有窍皆能鸣，故肺象之以出声也。喉为声之出路，会厌为声之门户，舌为声之机关，牙齿唇口为声之扇助。但喉有宽隘，宽者声大，隘者声小。舌有锐钝，锐者声辨，钝者不真。会厌有浓薄，浓者声浊，薄者声清。唇亦有浓薄，浓者声迟，薄者声急。牙齿有疏密，疏者声散，密者声聚。此皆无病之声也。

声感于情

喜心所感，欣散之声。怒心所感，忿厉之声。哀心所感，悲嘶之声。乐心所感，舒缓之声。敬心所感，正肃之声。爱心所感，温和之声，此亦无病之声也。

五声主病

肝呼而声急，知病生于肝也。心笑而声雄，知病生于心也。脾歌而声漫，知病生于脾也。肺哭而声促，知病生于肺也。肾呻而声微，知病生于肾也。假如肝病呼急，得相克之白色主凶。余脏仿此。

辨声于息

喘息肩摇者，心中坚满，气无降路，故逆冲而肩摇也。息引胸久咳不愈的患者和新咳嗽的患者有非常典型的特征，我们可以用来演示望闻问切同时反映出患者的状况。

久咳不愈的患者，一般经历过比较长时间的治疗，之所以来求医是因为没有治愈，他们往往表现出脸色惨白，咳嗽声音低下，咳嗽频率低的特点。

而新咳患者则是脸色红，咳嗽声音高亢，咳嗽频率高。

这是为什么呢？

因为久咳患者正气已虚，所以表现出来阴证，而新咳患者正气还没有虚，所以表现出来阳证。

我们可以直接从面色、声音、频率等维度直接判断患者的状态。

因此望闻问切只是从不同维度去感知、判定患者气的状态而已，同一个问题的不同维度，四诊可以单独使用，也可以联合使用。

中上气者，气逆必生咳嗽也。息张口而短气者，肺痿而胸满，清气埋塞，常生唾沫也。如吸气微数。此中焦盛实，肺气不降，下之腑清，而气降则愈矣。若中虚而吸数，此气败而根绝，法为不治。气逆于上焦则吸促，气逆于下焦其吸远，此皆中气之败，升降失职，最难治也。如呼吸动摇振振者，不治。

辨声于言

好言者，热病也。懒言者，寒病也。发言壮厉者，实也。发言轻微者，虚也。欲言不能复言者，气已夺也。

谵言妄语、不别亲疏者，神明已失也。如失音声重，内火外寒之病也。疮痛流连，劳哑之病也。如小儿抽风不语，大人中风不语，皆极危之候也。

我们都知道人体整个是一个共振腔，发声可以看成由五脏系统谐振后发出声音的过程，谐振的影响单元包括：基础的五脏系统形态、当下的情绪、疾病造成的五脏系统状态、当下的气候等等内外要素，最终发出的声音又可以被分解到五行的宫、商、角、徵、羽，因此善听者可以根据听到的声音构成，判断出五脏系统的强弱状况，从呼吸频率感知寒热，从说话语气的强弱感知虚实，从声音的高低感知情绪状态，如此种种综合起来，可以判断患者的身体状态，给予诊断。

由于整个系统很复杂，我们这里仅就原理给予阐述，具体方法上留待未来与领域内的专业团队一起研究。现举一个简单案例如下：听孩子咳嗽，咳嗽声音有水声即有痰，咳嗽声音高亢者多为实证、新病；咳嗽声音低下多为虚证、久病。咳嗽频率高，多表气闭；频率低多表气未闭或没有完全闭。于是通过听声音而判断出是否需要解表，是否需要健脾祛湿降肺，基本上这个咳嗽的处方已经出来了，然后根据其他四诊给予确认，即可准确地开处方。

问：提问题就知道疾病之"问而知之谓之工"

问诊是直接获取患者症状，以判定患者寒热虚实、气机状态的一种方法。熟练掌握气机的医生，往往可以根据气的状况，对患者的症状进行举一反三，还没有待患者多讲，已经可以把患者其他症状一一列出。

问证

依旧引用庆云阁先生精辟的论述

问视五入以察病情

肝主五色，肺主五声，前已详言之矣。如心主五臭，凡病者喜臭恶臭，皆主于心，此统而言之也。若分而言之，则自入喜焦，病生心也。入脾喜香，病生脾也。入肾喜腐，病生肾也。入肺喜腥，病生肺也。入肝喜臊，病生肝也。

脾主五味，凡病者喜味恶味，皆主于脾，此统而言之也。若分而言之，则自入喜甘，病生脾也。入肝喜酸，病生肝也。入心喜苦，病生心也。入肺喜辛，病生肺也。入肾喜咸，病生肾也。

肾主五液，凡病者多液少液，皆主于肾，此统而言之也。若分而言之，则自入出而为唾，病生肾也。入心出而为汗，病生心也。入肝出而为泪，病生肝也。入脾出而为涎，病生脾也。入肺出而为涕，病生肺也。其色之顺逆、声之微壮，法同推也。

问精神以察盛衰虚实

凡病朝慧者，以朝则人气始生，卫气始行，故慧也。昼安者，以日中则人气长，长则胜邪，故安也。夕加者，以夕则人气始衰，邪气始生，故加也。夜甚者，以夜半人气入脏，邪气独居于身，故甚也。此百病消长，邪正进退之常也。凡病来潮，发作之时，精神为贵。病至精神不衰，则为邪气不能胜正，正气实也。病至精神困弱，则为正气不能胜邪，正气虚也。

问昼夜起居以辨阴阳气血

凡病昼则增剧烦热，而夜安静者，是阳自旺于阳分，气病而血不病也。凡病夜则增剧寒厥，而昼安静者，是阴自旺于阴分，血病而气不病也。凡病昼则增剧寒厥，而夜安静者，是阴上乘于阳分之病也。凡病夜则增剧烦热，而昼安静者，是阳下陷于阴分之病也。凡病昼夜俱寒厥者，是重阴无阳之病也。凡病昼夜俱烦热者，是重阳无阴之病也。凡病昼则寒厥，夜则烦热，名曰阴阳交错者，饮食不入，其人之死，终难却也。

问饮食以辨寒热虚实

凡食多气盛，此其常也。若食多气少，非胃病火化，即新愈之后，贪食而谷气未足也。凡食少气少，此其常也。若食少气多，则必是胃病不食，肺病气逆，两经之恚也。喜冷者，中必有热；喜热者，中必有寒；虚热则饮冷少，实热则饮冷多，虚寒则饮热少，实寒则饮热多，是寒热虚实，辨在多少之间也。如伤食不思食。若杂证思食，为有胃气则生，绝食为无胃气则死。

问大小便以辨寒热虚实

大便之利不利，关乎里之虚实也。闭者为实，若内外并无热证，则为阴结便闭也。通者为虚，若内外并无寒证，则为阳实热利也。小便之红与白，主乎里之寒热也。红者为热，若平素浅红淡黄，则为阴虚也。白者为寒，若平素白浑如米泔，则为湿热所化也。

十问歌

一问寒热二问汗。问其寒热多寡，以审阴阳，以辨真假。问其汗之有无，以辨风寒，以别虚实。

三问头身四问便。问其头痛为邪甚，不痛为正虚。暴眩为风火与痰，渐眩为土虚气陷。问其身之部位，以审经络。亦以一身重痛为邪甚，软弱为正虚。问其小便红白、多少，大便秘溏，清谷、清水以辨寒热虚实。

五问饮食六问胸。问饮食以察其胃气之强弱。问胸者，该胃口而言也。浊气上干，则胸满痛为结，胸不痛而胀连心下为痞气。

七聋八渴俱当辨。问聋者，伤寒以辨其在少阳与厥阴，杂病以聋为重，不聋为轻也。问渴者，以寒热虚实俱有渴，大抵以口中和，索水不欲饮者为寒；口中热，引饮不休者为热；大渴谵语，不大便者为实；时欲饮水，饮亦不多，二便通利者为虚。

九问旧病十问因。问旧病以知其有素病与否，问其致病之因，以为用药之准。

再将服药参机变。

表里寒热补泻之中，自有神机变化之妙。

妇人尤必问经期，迟速闭崩皆可见。

妇人以经为主，问其有无迟速，以探病情，兼察有孕与否。

再添短语告儿科，天花麻疹全占验。

小儿欲作痘疹，与外感同，宜辨其手中指、足胫、耳后筋色为据。

古人经过世世代代医家的锤炼，总结了十问歌用于临床问诊，可以完善地对患者的症情进行精确问诊，以判定患者的气的状态。

由于生活习惯的变化、描述问题方式的变化，现代问诊需要做一些调整，比如在寒热的问诊和汗的问诊上，往往容易分辨不清，这是为什么呢？

因为现代有空调。空调可以随时改变环境温度，人处于其中，很难感知是否怕冷。

还有很多人无法准确回答是否口渴。因为生活条件的改善，养生教育的普及，人们盲目按照"健康"生活方式，每天保持喝多少水的习惯，以至于不知道身体是否渴了。还有些人按照"健康习惯"总是喝温水，实际上有可能他心里面想喝冷水，但是习惯却是喝热水，所以也无法准确回答。

凡此种种，我们遇到过很多，所以我们改进了问诊的方式，对问诊的内容进行优化，让问诊的方式更加适合现代人。

通过问诊，我们可以直接输出对于问诊的初步评价，有需要对身体进行评测的朋友，需要交流的同行，请扫描二维码，在微信端直接经过我们的"考验"。

问诊得到的症状信息将会直接得出患者体内气的状况，我们整理了《伤寒论》常见症状，大体解析如下。

症状反映人体特定气的状态——气状态判定的快捷方式

通过身体所反映的状态，或者说是症状表现，我们也可以很清楚地反推出气机状态。这里将《伤寒论》提到的一些症状，做一些分析。

上焦

1. 烦热：血分症状，烦热的发生场所在胸腔，也就是上焦里气，一般是心和肺的功能不平衡。上焦里面的散热部位是肺，发热单元有心、胆、心包。当发热单元的热不能有效散开时，上焦如雾的气，处于高温状态，因此会有烦热现象。

2. 烦躁：血分症状，和烦热很像，但是更加严重，由于热散不出去，高热在血分；心藏神，心主血脉，因此血温度过高时，心神会处于烦躁不安的状态。

3. 懊恼：血分症状，与烦躁类似，比烦躁更加强烈一点的状态。

4. 舌上苔：气分症状，舌头上出现白色的苔，一般是寒气由表层侵入引起卫气温度降低，薄白苔为寒气出现在人体表面，厚腻苔为寒湿气出现在脾胃。不同部位对应的白苔，需要分别治疗，比方说如果在人体表就需要解表，如果在脾胃就需要健脾排湿来治疗。

5. 衄血：血分症状，一般是由体表的卫气堵塞，造成体内营血里面的热无法散出。我们知道，热胀冷缩，血分热而气分

曾经有一位女性患者，尿频尿急，尿里有潜血，于是我追问其是否腹部有硬块，是否便秘，答复都是有。更加神奇的是，问她是否有心情狂躁的感觉，答复果然是，只是由于克制，旁人看不出来，表现出来的也就是烦躁而已。

这种问题叫做膀胱蓄血证，血分因为堵塞而发热，血热而扰心神，所以心情烦躁，越发厉害的时候就是狂躁。

我们不用纠结于文字，古人的表述极其准确，只是我们要变通地去看这些症状，有时候患者本人都不知道，问起才注意到。

闭塞不开，导致了足太阳膀胱经压力很大，血从鼻子挤压流出。一般鼻血流出来，也就不会发高热了。

6. 胸胁满：一般是由足少阳胆经上的日月穴和胸膈附近有气血堵塞导致，或者由胃经腑不能顺降，造成了胆经不能顺利下行，形成的胆经经气拥堵而形成。

7. 发狂：血分症状，也就是说我们的心藏神，当心包血分过热的时候心神被扰，而心所处的环境非常热的时候，就会出现发狂的现象。

中焦

1. 呕吐：胃气应该向下运行，当胃气不能够向下运行的时候，就会出现呕吐现象。

2. 悸：当某处经络出现堵塞，而又没有完全堵死，当气血流过该处时，出现像脉冲一样的悸动。

3. 心下满：古人说的心下是指剑突以下，胃的上方。这个位置满就表示肚脐上方经络里有湿气阻碍，胃气不能顺降。

4. 腹满：指肚脐下方有胀满的感觉。一般是脾不能健运导致湿气瘀阻在该处。

下焦

1. 少腹满：这里的少腹应指小腹，即我们俗称的小肚子，其位置大概在膀胱的位置。一般是出现了瘀血、膀胱蓄血，表现为尿痛、尿急、尿频；或者湿气堵塞，膀胱蓄水，表现为不排尿。

2. 自利：腹泻，或者尿频。

3.热入血室：一般指妇科由于子宫内血分很热，导致了人体忽热忽冷的症状。

4.霍乱：脾经升胃经降出现了紊乱，腹泻和呕吐交替出现。

5.蓄血：少腹膀胱处经络出现了瘀血。

6.劳复：大病初愈，由于过分劳动导致了寒热往来。

口

1.哕：类似于打嗝，胃经之气因为胃虚寒而出现了逆行的现象。

2.咳：肺里面的气过剩，要通过咳嗽排出来。而肺气过剩的原因，可能是因为胆经、肺经、胃经之气不能顺利往下降，堵在了肺里，也可能是因为皮肤表面的气被郁住了（肺主皮毛），导致气被堵在肺里。

3.喘：肺里面过热，需要散热。

4.渴：肺里气分水偏少而燥。

手足

1.四逆：脾胃虚寒，手脚冷的现象叫寒厥；胃腑满实，手脚温度异常高叫做热厥。

2.厥：反常，分寒厥和热厥。

语言

1.郑声：声音低弱，若断若续的状态，反复重复同一句话，因为寒导致。

2. 谵语：颠三倒四，语无伦次，因为热导致。

寒热

1. 发热：血分热。

2. 恶寒：气分寒。

3. 恶风：气分虚，吹风会造成进一步气分虚，因此恶风。

4. 寒热往来：胆经不通，造成里气和表气交换失灵，时寒时热；或者同时被风寒侵袭，造成了血分热和气分寒同时存在，而出现寒热往来。

5. 潮热：在每天下午人体的气和大气一样，进入收藏阶段，容易出现热能被阻滞在体内而要冲突出来的状态，就是潮热。

汗

1. 自汗：由于卫气虚少或者营血过热导致的不断出汗。

2. 盗汗：睡着之后出汗，反映了营血的热不能正常收回体内，体内寒而体表热的状态。

3. 头汗：头为诸阳之会，一般只头部会出汗，名曰"但头汗出"，反映出身体的前胸后背出汗不顺利。

4. 手足汗：脾胃主四肢，胃的阳热过分会导致手足热汗，而脾的温度不足而里寒，会导致手足凉汗。不论哪种手足汗，均易导致胃燥，从而产生寒热两种类型的便秘。

5. 无汗：由于体内血分温度不足，或者由于毛孔受寒，表气闭塞导致不出汗。

强痛

1. 头痛：分为头顶、头侧、额头、后脑勺等不同部位的痛。一般是因为热能在此受阻不能顺利下行而导致疼痛，受阻的原因可能为：瘀血、湿气、表气闭塞等。

2. 项强：脖子后面因为下游膀胱经堵塞或者身前的阳明经堵塞造成的寒、湿、热能蓄积，压力增大而感到发硬。

3. 头眩：主要是因为胆经下行通路受阻，从而形成胆经在头、耳等处气的蓄积，形成眩晕。

身体动

1. 振：血分虚，气血行进不够流畅而产生的振动。

2. 短气：呼吸急促，分为三类：一是比喘更轻一点的喘息；二是吸气不畅，肺肾功能不及；三是呼气不畅，肝脾功能不及。

3. 摇头：血分上供头部不足。

4. 战栗：冷而需要血分提供更多热能（造热）。

皮肤知觉

1. 不仁：麻木，由卫气虚少传导不顺所致。

2. 郁冒：发汗过度等原因，形成的阳气上浮到头部，像戴了一顶帽子的感觉。

3. 动气：气血流经某个部位产生的间歇式冲击感，该处应该出现了寒湿或瘀血的有形瘀阻。

4. 筋惕肉眴：身体某处肉在跳动，气血在该处有瘀阻，导致了血流动的不连续导致。

5. 发黄：湿气无法排出体外，受到营血的加热而出现黄色。当营血温度很高的时候叫阳黄，温度不够高的时候叫阴黄。在治疗的时候除了解表，还需要根据血分的寒热进行调节。发黄还存在于不同的部位如眼睛、面部等，代表了不同部位的气血阻碍状况，需要随证施治。

以上是对《伤寒论》所涉及的症状进行的基本解析，可以看到无论什么症状，最终都可以落实到脏腑经络的气机升降异常、六气气化失偏、气血瘀阻积聚等。由于篇幅和专业程度的限制，**我们将在另一本书中**用气来解析各种现代疾病的症状，进一步落实到营卫层次，供有兴趣的读者深入研究。

切：把把脉就知道疾病之"切而知之谓之巧"

关于把脉，古今医家的探讨已经非常多，由于脉诊对中医的重要性，有些人常常以为把脉是中医诊断的唯一方式，一见到中医就伸手让把脉。其实与前面三诊相同，把脉只是诊断方式之一。脉学的发展过程中也出现过非常厉害的大家，脉学精湛到无法想象的地步，据说可以通过脉诊看出身体受过伤的部位和年代，甚至家里亲人的状况。

我们比较粗浅，仅仅对脉的原理落实到营卫，做一点点不成熟的讨论，供大家参考。

把脉的时候，我们通常是通过对手腕部左右手的脉进行感知，通过对浮、中、沉三种力度下脉的波动状态、频率进行感如果我们观察偏瘫患者的脉，我们会发现，左边偏瘫的患者，右手脉大，右边偏瘫的患者左手脉大。这是为什么呢？

我们先看看黄元御先生在《四圣心源》里面关于左右偏瘫的治法。

左侧偏瘫者：桂枝三钱　芍药三钱　甘草二钱　首乌三钱　茯苓三钱　砂仁一钱

右侧偏瘫者：黄芪三钱　人参三钱　甘草二钱　茯苓三钱　半夏三钱　生姜三钱

可以明显看出来，治疗左侧偏瘫多用补血升血药，右侧偏瘫多用补气降气药。

正好表明了左侧偏瘫患者缺血，右侧偏瘫患者缺气，因此脉像可以直接体现，治法也非常简捷明了，往左右各补充缺失的血气即可。

当然具体治法还需要视具体情况而定，这里举例以讲明原理。

知，浮、中、沉三种力度落实在左右的寸、关、尺，分别代表了不同脏腑的状态。

古人对于脉象的形态描述有很多种，这里我们不做太多探讨。我们要讨论的问题是，为什么浮、中、沉三个力度代表了不同的脏腑？为什么左右手分别代表血和气？

我们知道，人体有些状况下会出现一些特殊症状，比如为什么有的人左边出汗，右边不出，而且是以躯体的中线为准，整整齐齐地左右分开？

又如，中风的病人可能出现左边偏瘫，或者右边偏瘫，为什么不是双侧同时瘫痪呢？

难道左右身体之间可以是相对独立的功能状态，而不是同步的吗？如果说左右功能是独立的，为什么胸腔中间在解剖上并没有分隔？

如果胸腔内部左右并没有分

隔，而实际观测到左右的功能状态不一样，只能说明一个结论，那就是在我们脏腑的腔体外层、发生症状的皮下，身体的左右功能之间是独立的。

下一个问题是，在这两边皮下、脏腑外的组织里面有什么不同，以至于可以发生不同的症状而不互相影响？

中医认为左边主血，右边主气。也就是说，假设体内只有营卫或者说气血两种东西，那么左侧以血为主，右侧以气为主，于是左右手的脉代表了不同的脏腑。

而心脏在左侧，所有的血液发出和回收将发生在左侧，因此左侧身体相对于右侧身体而言，其压力受心脏影响更大。**由此我们推理，左侧主血是指身体左侧受血流压力的影响更大，而身体右侧受血流压力影响没有那么大，而受气的压力影响更大。**

身体内只有营气和卫气存在，把脉的时候，我们感知到脉的搏动状态实际上由血管内的血和血管外的气混合构成。切脉的时候感知到的压力，由血和气压力混合而成。

古人将气分成三层：

外层的称为表气，代表身体表层的经络及皮下的气，主要由气来反映，切脉用手指轻触即可感知。

中间层，古人用来代表腑里面的气，由气和血叠加反映，切脉用手指中等力度按下可以感知。

里层，古人用来代表脏里面的气，主要由血为主来反映，切脉时用力按下才可以感知。

由此我们也知道了，临床推拿，用轻的力度、中等力度和重的力度，分别会产生对经、腑、脏不同深度的影响。针灸也是如此。

因为气在外，血在内，所以，中等力度取脉的时候，是气血力度均衡的脉；

浮取（轻按），则是代表外面的气分的状况；

沉取（重按），则是代表里面的血分的状况。

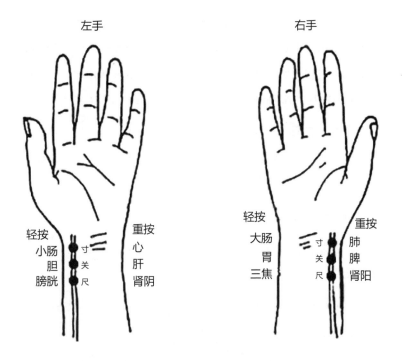

而当某脏腑发生问题的时候，该脏腑对应脉位的脉将出现压力变化，所以手触到该部脉的时候检查到变化。那么，为什么

寸、关、尺正好对应了三个不同的脏腑呢？我们认为从脉伸展的顺序而言，被分成上中下三部，正好映射了三个不同位置的脏腑，因为脉的整体形态正是这三个不同部位脏腑的合力所致，因此，可以用寸、关、尺三个位置的力学反馈来代表三个部位，以及部位里面的脏腑。

第二节 六经模块化诊断——截拳道式诊断

中医界有一位已经仙逝的高人倪海厦先生，他是著名的经方家，推崇并擅长使用古典方剂，包括但不限于《伤寒论》《金匮要略》的方剂。他看病人，很多时候病人还没有说出自己的病情，他就先把病人的情况一一罗列出来，常常令患者大吃一惊。其实经过训练的医生，一旦从气的角度理解《伤寒论》，对于经络和脏腑的气化状况了然于胸，就可以从一个气化症状来推断该气还可以产生的症状，以及与该气所处气机相关的六气的其他症状。

我们知道疾病的诊断是为了治疗疾病，但是医学流派如此之多，如何将诊断和治疗更加有效地结合起来，是我们值得探索和取舍的事情。

我们推荐使用的诊断和治疗模型是《伤寒论》的六经模型，这个模型背后的逻辑，有幸被清代御医黄元御演绎到了六气的角度。我们认为气是中医的根本底层，因此黄师的体系是一个非常简捷有效的体系，就像截拳道一样，用最简捷的路径将敌人击倒，六经诊断或者六气诊断，直接将症状和治疗进行连接，直达治疗方案。

黄师认为《伤寒论》的六经将人体划分成六个模块，每个模块运行的气就是六气之一，每一气气化太过或不及，就会在对应模块出现该气所反映的症状。

正常人体内的气处于调和状态，所以感觉不到出了气化问题，而一旦生病，六气的气化异常就导致了症状出现，《伤寒论》六经论治，实际上治疗的是气。同样，诊断也就是判断人体六个模块的气化问题。

在六个模块的定位上，全身12条正经经络被分成六个类别，六类经络里面的气有六种不同的特性，就是前文提到的六气（太阳寒水、阳明燥金、少阳相火、太阴湿土、少阴君火、厥阴风木），六气存在于六经之内，就像水存在于河流之内，六经可以类比于人体有六个模块，每个模块包含了两个脏腑，对该模块的气化进行控制，就像班长和副班长对一个班级进行领导一样。

每个脏腑都有一定的气化特性，或者说个性，而这个个性，《黄帝内经》认为是受"神"（精气神的"神"）所控制，这种控制叫做"司化"。

每条经络（包括手足）都连接了两个脏腑（正副班长），当然也同时连接了全身其他身体结构，两个脏腑控制了这条经络的气化，就是司化。当然司化有主有次，主控叫司化（班长），次要控制叫从化（副班长）。

其模型参见下图

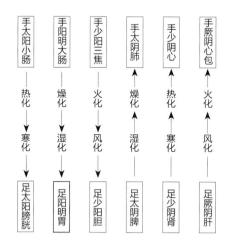

上图是我们抽象出来的一个人体脏腑经络升降气化模型。

当经络运行状况正常的时候，人不会感觉到气的存在；**但当疾病出现的时候，身体就会出现症状，人会感觉到气的存在**，比如发热、发冷、疼痛等等不适症状，实际是发生了偏颇的气化作用，我们可以根据症状出现的部位、症状出现的气化性质来给疾病定位——六经的哪条经、哪个脏腑出现了问题；确定好六经部位后，再来给疾病定性——根据症状的气化状况，确定气出了什么性质的问题。

以上图气机升降和气化模型来诊断，举例：

比如，我们有时候昏昏欲睡，总是睡不醒，而且身体有怕冷的趋势，《伤寒论》把这个症叫"但欲寐"。我们看到这个症状的时候，首先要理解，少阴寒化会造成心火不及（少阴是心肾司化），心火不及导致人神处于抑制状态，所以出现"但欲寐"的症状。于是，我们反过来，根据"但欲寐"的症状，确定是人体六个模块之一的少阴模块出现了寒化的现象。

根据少阴寒化的症状，我们还可以推测出患者可能伴有的其他经络症状。比如，小便多半是清白的，脚多半怕冷，老年人还可能有半夜起夜上厕所的症状，性功能可能低下，体力多不足，经常处于担心害怕的状态，喜欢喝温水不喜欢冷水等情况。

如上，六经将人体分成六个模块，每个模块出现的气化症状是特定的，在诊断时，直接根据症状出现的部位和气化性质，落实到该六经模块，甚至落实到营卫状况，就完成了诊断，同时也完成了治疗方案的设计（因为《伤寒论》中已经给出了该气化症状的治疗方案），因此我们称六经六气诊断模式为截拳道式的诊断，准确、稳定、有效。

在《伤寒论》中，六经模块生病都有一些叫做提纲证的症状，意思是在这个模块生病必然出现的症状。然后进一步细化，在这个框架下，还会出现哪些症状，并详细地给出方药，其实治法已经融入在方药里了。

六经病提纲证：

1. 太阳之为病，脉浮，头项强痛，而恶寒。

2. 阳明之为病，胃家实也。

3. 少阳之为病，口苦咽干目眩也。

4. 太阴之为病，腹满而吐，食不下，自利益甚，时腹自痛，若下之，必胸下结硬。

5. 少阴之为病，脉微细，但欲寐也。

6. 厥阴之为病，消渴，气上冲心，心中疼热，饥而不欲食，食则吐蛔，下之利不止。

病例诊断示范：青春痘是怎么回事儿

有一次，我遇见一位基金会的年轻女士，脸上很多红色的青春痘。

其实这个时候我们就可以开始诊断了，下面给大家演示一下过程。

脸部的青春痘爆出，是营卫失调的表现，她的状况是红疹多，表示营血过热，类似于火山喷发（另外一类是卫气爆出，类似于地热温泉喷发）。

脸部大体由阳明胃经统管，属于六经阳明的范畴。那么我们可以推理，阳明经在脸部营血温度高，则阳明经热。

继续考虑，为什么阳明经热呢？

最大的可能有三个：

1. 前胸不出汗，阳明经的卫气郁阻，导致血分热无法透出；

2. 阳明胃腑热，胃气血不能顺利向下行进，导致营血流速减慢，热能蓄积；

3. 1和2同时发生。

这时，我们需要通过问诊、脉诊或触诊来确定她是哪种情况，然后给予对治。

询问之下，果然她前胸不出汗（阳明卫气闭），喜欢喝冷饮（胃腑热），大便偶有便秘；触诊提示手心、手掌心很热（胃腑热），说明阳明经卫气闭和胃腑热都存在。于是，我们按照《伤寒论》的框架中阳明的治法，选用葛根汤加减来解表，调胃承气汤减轻胃热，两个方前后使用，结果脸上的痘痘很快就消失了。

当然了，她还有别的情况存在，比如少阴寒，太阴湿，所以仍然需要调节好其他六经系统的问题，才能将脸上长痘的问题真正解除。因为人体的各个部分都是通过经络相连的，所以各部分之间存在相互影响，在治疗的时候需要仔细考虑。

第四章

如何治疗疾病
——将气调回平衡状态

药物简洁、效果快是古典中医经方派的重要特征。认为中医复杂、很玄的人，其实并没有真正了解中医，中医恰恰是把复杂的疾病简单化。

第一节　治什么，怎么治，用什么治

《四圣悬枢》云："五脏六腑皆受病矣，**各通其脏脉**，是何脏腑之病，即针**通其何脏腑之脉也**。"

中医用药、用针以及各种治疗手段，最终的目的是"通其脏脉"，反过来也说明疾病的具体原因是脏脉不通。

这里表达了几层意思：

1.脏腑和经脉不通畅（瘀血、痰湿、气血运行速度慢）；

2.局部气化可能出了问题（六气气化太过，寒、热、燥、湿、风、火）；

3.整体气机流转不通畅；

4.整体或局部出现虚损。

因此，治疗的大法则是：

1.通经脉脏腑（瘀血、痰湿、气血运行速度慢分别进行处理）；

2.调节气化（调和营卫）；

3.恢复整体气机的升降出入功能；

4. 整体或局部，酌情对虚损进行补养。

我们小结为：**以气治气，以通为治**，即用"气"来调节气化，用"通脏脉"来调节气机。这是大方向，具体在治疗的时候还有很多策略、技巧、方法手段的配合，还需要根据天时、地理、个体差异（生活经历、生活习惯）的不同而选择具体治疗路线，因此中医的灵活性非常大，完全是医学的最高境界——个体定制化。

当然，我们认为后面的一切治疗手段、治疗策略都建立在对疾病的准确诊断上，因此，需要从基本理论，从气开始梳理中医的理论和应用，来规范诊断，呈现疾病病机状况。至于用什么方法来治疗，不同的医家确实有不同的能力。这就如同市场营销，对待同一个市场，不同能量的人会给出不同能级的解决办法，方法可能都是有效的，但过程和结果还是会不同。

第二节　六经六气，模块化治疗

六经六气的治法

关于六经六气的天人对应关系，气化的司化从化方式，生病的原因、特点和治法，黄元御在《伤寒说意》中做了详细的描述。

六气解

天有六气，

初之气，厥阴风木，

二之气，少阴君火，

三之气，少阳相火，

四之气，太阴湿土，

五之气，阳明燥金，

六之气，太阳寒水。

天人同气也，

肝足厥阴之经，是为风木，

心手少阴之经，是为君火，

三焦手少阳之经，是为相火，

脾足太阴之经，是为湿土，

大肠手阳明之经，是为燥金，

膀胱足太阳之经，是为寒水。

经有十二，六气统之，

厥阴以风木主令，手厥阴火也，从母化气而为风，

少阴以君火主令，足少阴水也，从妻化气而为热，

少阳以相火主令，足少阳木也，从子化气而为暑，

太阴以湿土主令，手太阴金也，从母化气而为湿，

阳明以燥金主令，足阳明土也，从子化气而为燥，

太阳以寒水主令，手太阳火也，从夫化气而为寒。

经气对化，自然之理。

人之六气，不病则不见，病则一经之气见。或自见其令气，或自见其本气，或主令者而见从化之气，或从化者而见主令之气，视其经气之盛衰焉。厥阴、太阴、太阳，足经主令而手经化气者也。足厥阴，风木也，手厥阴之火，应从风化，而厥阴经病，阳虚则手厥阴化气于风木，阳盛则手厥阴不从风化而从少阳之暑化。足太阴，湿土也，手太阴之金，应从湿化，而太阴经病，阳虚则手太阴化气于湿土，阳盛则手太阴不从湿化而从阳明之燥化。足太阳，寒水也，手太阳之火，应从寒化，而太阳经病，阳虚则手太阳化气于寒水，阳盛则手太阳不从寒化而从少阴之热化。少阴、少阳、阳明，手经主令而足经化气者也。足少阴，水也，水之气为寒，少阴经病，阳盛则足少阴化气于君火，阳虚则不从火化而从太阳之寒化。足少阳，木也，木之气为风，少阳经病，阳盛则足少阳化气于相火，阳虚则不从火化而从厥阴之风化。足阳明，土也，土之气为湿，阳明经病，阳盛则足阳明化气于燥金，阳虚则不从燥化而从太阴之湿化。主令者盛，则化气者从之，化气者盛，则主令者从之，总之不离乎本气之虚实耳。

阴易盛而阳易衰，凡人之病，阴盛者多，阳盛者少。太阳之病，足太阳主令于寒水者十之六七，手太阳化气于君火者十之二三。阳明之病，足阳明化气于燥金者十之一二，足阳明化气于湿土者十之八九。少阳之病，足少阳化气于相火者十之三四，足少阳化气于风木者十之六七。太阴之病，足太阴主令于湿土者不止十九，手太阴化气于燥金者未能十一。少阴之病，足少阴化气于寒水者无人非是，足少阴化气于君火者千百之一。厥阴之病，足厥阴主令于风木者十之八九，手厥阴化气于相火者十之一二。阳从阴化则易，阴从阳化则难，气数如此，无如何也。

一经有一经之性情，经气和平，彼此交济，一经之性情不至偏见。一经病则自见其本气，而一经之性情遂处发现。《伤寒》六经之证，六经之性情发现也。仲景为六经写真，知六气也。知六气之变化，则知六经之性情矣。

上面这几段话的意思是说：正常的情况下，看不到六气的症状，一旦生病，就可以看到身体出现了六气症状，也就对应着该气所在经络、脏腑气机升降和气化出了问题。

六气疾病的治法

关于六气疾病的治法，引用《四圣心源》如下：

1. 治厥阴风木法

> 注解：治疗手足厥阴经脏气血堵塞，气化失常出现的相关症状：厥阴风化。

桂枝苓胶汤

甘草　桂枝　白芍　茯苓　当归　阿胶　生姜　大枣

上热加黄芩。寒加干姜、附子。

> 注解：厥阴风木气，由肝和心包控制其气化，容易出现和压力相关的风证，以及木郁化火的热证，所以治厥阴风木气需要：清（降血分热）、通（通达肝气）、补（补足肝血）、敛（收敛肝风）。

2. 治少阴君火法

> 注解：治疗手足少阴经脏气血堵塞、气化失常出现的症状：少阴热化。

黄连丹皮汤

黄连　白芍　生地　丹皮

少阴病，水胜火负，最易生寒。若有下寒，当用椒、附。

> 注解：少阴君火气，由心和肾控制其气化，容易出现寒化和热化，以热化为主，所以治少阴君火气需要：清（凉血分之热）、补（补心肾之阴血）。

3. 治少阳相火法

> 注解：治疗手足少阳经腑气血堵塞、气化失常出现的症状：少阳火化。

柴胡芍药汤

柴胡　黄芩　甘草　半夏　人参　生姜　大枣　白芍

> 注解：少阳相火气，由三焦和胆控制其气化，容易出现与压力相关的风化和热化，以热化为主，所以治少阳相火气需要：清（肝胆血分之热）、补（血分之阴）、敛（收敛肝胆之风）。

4.治太阴湿土法

> 注解：治疗手足太阴经脏气血堵塞、气化失常出现的症状：太阴湿化。

术甘苓泽汤

甘草　茯苓　白术　泽泻

> 注解：太阴湿土气，由脾和肺控制其气化，容易出现湿化和燥化，以湿化为主，所以治太阴湿土气需要：补（气血）、祛湿（气分之湿）。

5.治阳明燥金法

> 注解：治疗手足阳明经腑气血堵塞、气化失常出现的症状：阳明之燥化。

百合五味汤

百合　石膏　麦冬　五味

> 注解：阳明燥金气，由胃和大肠控制其气化，容易出现湿化和燥化，以燥化为主，所以治阳明燥金气需要：清（肺胃之热）、补（肺胃之阴）、敛（肺血分热）。

6.治太阳寒水法

> 注解：治疗手足太阳经腑气血堵塞、气化失常出现的症状：少阴寒化（太阳少阴为表里）。

苓甘姜附汤

甘草　茯苓　干姜　附子

太阳病，最易化生湿热，以化气于丙火，而受制于湿土也。若有湿热，当用栀、膏之类。

> 注解：太阳寒水气，由膀胱和小肠控制其气化，容易出现寒化和热化，以寒化为主，所以治太阳寒水气需要：温（脾肾气之寒），祛湿（脾气之湿）。

六气治法决定了六经气化出状况时，用药的基本逻辑。

另外，在六经模块中，按照表里分表气为病，为太阳病，按照太阳解表的治法，但太阳和少阴为表里，太阳表气被攻破后，进入少阴，则要用干姜附子的温里法治。

黄元御通过药方，既提供了药，又提供了药背后的方法，临床工作者只需要分清楚六气的性质灵活使用，即可获得良好的疗效。

第三节　六经六气治法的原理在于调和营卫

按照二分法则，营气在脉内，卫气在脉外，两者完整地构成了人体所有的气，那么以气为治疗对象的方剂学，只能有两个治疗对象：营气和卫气。

上文提到六气治法中，唯太阳表气治法单独提出来，就是这里要谈的核心问题。黄元御认为人体表气统管于太阳经，按照风和寒两类气的性质，分成麻黄汤证和桂枝汤证两类治法。这两个治法占了《伤寒论》的最大篇幅，可见《伤寒论》对于外感病的治疗何其重视。

《伤寒论》最经典的方剂是桂枝汤和麻黄汤，我们将做深入分析，从营卫气的角度分析这两个方剂，并推断它们代表了《伤寒论》的最基本治法，即以气和血为治疗对象的基本治法，并认为该治法可以扩展为所有疾病的基本治法。

营气郁而生热，则汗出，用桂枝汤

请看桂枝汤证

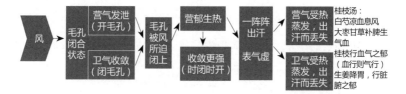

原理：在毛孔打开出汗的时候不会中风，而在毛孔闭合的时候，毛孔被风吹开，卫气被攻击，从毛孔异常溢出，而表现为时而出汗，营卫失去调和，卫气的散热机制出现问题，造成营血的热稽留而发热，发热引起血管膨胀而肌肉疼痛。

病人还会出现皮肤不适，一阵阵出细汗，发热，一般是低热，伴有鼻涕、干呕。此时卫气已虚，但仍然还可以为营血散热，只不过散热的效率下降，热代谢不平衡，所以出现低热的现象。

核心治法：降低营血的温度（白芍），冲开营血被郁的状态（用桂枝行血）。

服药模式：间隔＋连续服用，直到出汗才结束。

延伸阅读：打开表气，药物剂量的秘密

桂枝汤的服用方法，会造成所使用药物的剂量很大，看起来与现在药典的规定不完全一致，难道药物剂量没有限制吗？会不会引起肝肾损伤？

其实《伤寒论》规定过最大剂量，只不过这个剂量比药典的规定大了太多。引桂枝汤方剂使用方法如下：

桂枝三两　芍药三两　甘草二两，炙　生姜三两，切　大枣十二枚，擘

上五味，咀三味，以水七升，微火煮取三升，去滓，适寒温，服一升。服已须臾，啜热稀粥一升余，以助药力，温覆令一时许，遍身漐漐微似有汗者益佳；不可令如水流漓，病必不除。若一服汗出病瘥，停后服，不必尽剂；若不汗，更服，依前法；又不汗，后服小促其间，半日许令三服尽。若病重者，一日一夜服，周时观之，服一剂尽，病证犹在者，更作服；若汗不出，乃服至二三剂。禁生冷、黏滑、肉面、五辛、酒酪、臭恶等物。

我们可以看到，最多可以服用3剂，汉代一两约为今天的15.625克。即：半天可以吃约47克桂枝，如果病重不出汗，一天一夜可以吃到3剂，即140克桂枝！

这远远超乎了我们的想象。

这种设计的原理是什么呢？因为每个人病的程度不一样，而且平时个体出汗的阈值也不同，所以用一直不停吃药的办法，让药物累积达到一个阈值，在这个强度下如果患者出汗了，就不用再吃后面的药了。这是一个非常个体化的用药解决方案，避免了

千人一剂量的问题。

前面我们提过一小时治愈感冒，就是这个原理。我们给患者的药物剂量是不固定的，患者每隔一段时间吃一次药，直到出汗为止，一般患者在一小时左右都会开始出汗，出汗后疾病豁然而解。中医发汗有专门的办法，《伤寒论》中的桂枝汤只不过是其中的一种罢了。

无论是哪种发汗方法，凡是需要发汗的时候，基本都采取这种间隔+连续的服法，让药物剂量到达出汗的阈值。

当然值得强调的是，每个患者情况不同，贸然发汗可能会引发其他问题。所以实际临床发汗治疗的时候，还需要根据具体情况给方剂做加减，以预防不良反应出现，读者需要在专业医生的指导下进行处方。

我们的用药经验是一般桂枝用量在50克以内基本上都会出汗。这也从一个侧面表达了，如今的桂枝性能不见得比古时的桂枝差多远。

卫气郁而生寒，则无汗，用麻黄汤

请看麻黄汤证

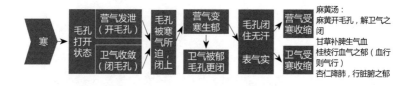

原理：麻黄汤证更简单，寒气把毛孔闭住后而无汗，卫气受寒，收缩，进而导致血管收缩，全身疼痛。

核心治法：用药物（麻黄）解开毛孔释放被郁的卫气，向下运行肺气（杏仁），疾病就好了。

服药模式：间歇+连续服用，直到出汗才结束。

桂枝汤与麻黄汤：营卫分治的理论框架

从对治营气和卫气角度而言，与针灸一样，只能针对营气和卫气下功夫。从桂枝汤和麻黄汤我们看出，所有中药方剂只能分为三类：一类处理营气问题，一类处理卫气问题，一类处理营卫都出了问题的状况。

如果从营卫分治这个角度来看，中医的治疗逻辑其实非常清晰，从针灸原理到方剂原理完全统一，治法清晰而简捷。

1. 对治营气：桂枝汤

在六经辨证体系中，桂枝汤方是对治营血问题的代表方剂，占据了大量篇幅，不论是在六经的阳经还是阴经，桂枝的使用频率都很高，因此桂枝汤方是《伤寒论》的"群方之首"，这也从另一个侧面表达了营血层次的疾病比较多。

桂枝汤的凉血、补血、行血的方法，也正是血分疾病的基本治疗方法。

2. 对治卫气：麻黄汤

麻黄汤方是对治卫气问题的代表方剂。需要注意的是，卫气郁不一定仅仅发生在皮肤表面，也有可能发生在肺里面，所以麻黄汤除了用来把皮肤表面的气发出去以外，还可以把肺里面多余的水发出去。

麻黄汤的开玄府（打开毛孔）、降肺气的方法就是气分疾病的基本治疗方法。

如上分类所述，由于所有疾病的治疗目标都可以分解为处理营气和处理卫气，因此麻黄汤和桂枝汤就是整个《伤寒论》的治法框架，也是所有方剂的治法框架。

进一步而言，桂枝汤和麻黄汤这两个方剂也揭示了用药物运行气血的方法：桂枝达营，麻黄发卫。营卫调和运行时，气行则血行，血行则气行，所以，使用桂枝来推进血的运行，或者使用麻黄发动卫气的运行，都可以推动气血的运行，只不过侧重点不同而已。桂枝和麻黄的用药原理，和针灸针的价值一致，直接打通营卫的瘀阻。

由此，我们可以说，对人体气机的治疗，不论用针还是用药，以气治气（用新的气来调节已经失常的气化）、以通为治（打通营卫的瘀阻）都是中医的治疗原则。调和营卫之气，也就是治病治根本。

病例示范：

1. 一天治愈的新发高血压

患者男性，40岁，新得高血压150/110毫米汞柱，吃降压药一周后，血压正常。问诊说头上出汗严重，前胸后背不出汗，不喜欢喝水，尿也不多，肩颈疼痛。看舌苔，全舌覆盖厚白苔。

这样看起来一堆凌乱的症状，怎样回到对气的诊断上来呢？其实经过训练，你会发现这些症状是有逻辑的问诊，这个逻辑就是气机气化图，或者六经气化图。

气的出入：

1. 前胸后背不出汗，提示太阳阳明表气郁；

2. 舌苔覆盖厚白苔，正好说明表气被寒气所闭；

3. 看到尿不多，提示膀胱蓄水了；

4. 肩颈疼痛，提示营血在那里被阻碍了；

5. 头上出汗严重（但头汗出），正好说明了前胸后背不出汗，只好靠头部出汗散热。

气的升降：

6. 不喜欢喝水，说明太阴脾有湿，升发不利。

我们再合参一下他的出生体质：

患者1976年生人，中运为寒，司天在泉为寒湿，所以大体上他的身体以寒湿为主，这样的身体容易因寒而湿化，湿化以后出现黄元御所谈的"土湿木郁"，湿气阻塞经络脏腑，造成血管外周高压。目前是高血压初期，如果不治疗，将会进入"木郁化火"的阶段，血压还将继续升高。

诊断：

患者是由于湿气阻塞经络，导致了高血压的发生。

治法：

我们给予葛根汤为核心的发表剂+中下祛湿的五苓散，服用一剂后，血压达到129/83毫米汞柱，完全正常。停止吃降压药，后面根据舌脉，继续服用一些丸药作为善后。半年后随访没有再发高血压。

以上展示的是一个临床思考的过程和制订治疗策略并施治的过程。如果熟练应用，将来可以达到熟能生巧、信手拈来的境地。需要注意的是，不是所有高血压都是这样的，要区别对待。这是一个高血压新发患者，情况比较简单，所以恢复速度很快，临床有大量久病患者并不容易很快治好。

2. 非典型红斑狼疮

一个偶然的机会，我遇到一位被诊断为"红斑狼疮"的24岁女患者，见面时，她的两个脸颊已经是深红了，脸上结了一层似痂非痂的东西，原来她使用了激素类膏剂，以为脸部是过敏反应，本来没有痂的，结果涂完后更加严重了，出痂了。我发现她头上不断出汗，触诊时手心很热，而且说脸上皮肤很烫，后背出汗，前胸不出汗。因为感觉很热，她喜欢喝冷水，大小便正常，月经正常。

到这里，问诊基本结束了。

看起来是一个很复杂的问题，但治疗思路并不复杂，我脑子里面至此已经有了一个气机气化图，只需要将她的气机调好，以通为治，气化调好，阴平阳秘就好了。

气的出入：

1.前胸不出汗，阳明经的卫气表闭；

2.出汗很多，说明表气的营血很热；

气的升降：

3.脸部很烫，颜色深红，表明阳明经营血热；

4.喜欢喝冷水，说明阳明胃腑很热；

5.脸上结痂，说明有瘀血出现在局部。

诊断：

我们可以看出来阳明经的营血热（表气闭+胃腑热+脸部营血热）是脸部出现深红（所谓的过敏）的原因。因此我们可以诊断为：阳明表闭+阳明腑热。

治法：

葛根汤+调胃承气汤+桂枝茯苓丸三个方剂合方，4剂。随访结果，第二天开始脸上的痂开始脱落，脸上颜色开始变浅。到第4剂，脸部颜色明显好转。但由于患者执意用西医治疗，我们就放弃了跟进治疗。

以上特意演示了用气机气化来看待疾病的时候，不用考虑西医学设定的基本名称，而要在气的框架下，确定气机气化问题，然后按照六经六气的逻辑给予对治即可。

不管是什么样的疾病，只要诊断正确，遣方用药正确，中医治病的速度是极快的。而且，熟悉《伤寒论》的中医都应该有体会，《伤寒论》使用的药物是极便宜的普通药材，几乎没有出现过特别稀缺的药材、名贵药材，其方剂也比较小，药物简单，效果快，这是古典中医经方派的重要特征。所以，认为中医复杂、很玄的人，其实并没有真正了解中医。中医恰恰是把复杂的疾病简单化，治疗当然也多是简单的，这一点跟西医是完全不同的。

第五章

古典中医的传承与创新

系统地展开对古典中医基础理论的研究并加以应用，真正发挥古典医学的巨大潜力，对于当今医学和医疗服务的发展都是极大的好事，可能需要几代医者的不懈努力。

　　古典中医是中华文明的一个具体表达和应用。中医学建立在人体的气理论上，必然会涉及自然界的气。古典的中华文明对气的研究又涉及古典天文学，涉及古人对于宇宙模型的假设，这也许才是传统文化更加灿烂的源头。

　　中医在气能量代谢的基础上，建立了自己的诊断、治疗、饮食、养生、音乐、色彩、运动、情志心理、数学计算等系统知识，早在几千年前已经发展得非常完善和系统化了，只不过由于传承断档的原因，未能足够清晰地保留和传承。

　　对古典中医基础理论系统地展开研究，并加以应用，真正发挥古典医学的巨大潜能，对于当今的医学发展、医疗服务发展、社会福祉都是极大的好事，可能需要几代医者的不懈努力，需要人民群众的参与和互动。以下，我们就一些非常关注的问题做一些探讨。

中医系统化、模块化、标准化

中医在现代的弘扬和发展，需要中医学本身的内源性动力。也就是说，我们需要更好的疗效，需要更高水平的临床医生，需要更低的成本，更安全地治愈各类疾病，中医才能得以健康发展。

关于中医是否科学的讨论从未间断，目前的情况是，有不少人认为中医是一门伪科学，或者说已经不适合现代生活，基本无效，不值得信任。我们看到，这种怀疑不是乱讲，空穴来风，未必无因，确实是有很多种疾病，用中医治疗的疗效很一般。即便偶然遇到中医高手，也是一票难求，仅限于传说，不是普通百姓所能看上的。更加糟糕的是，还有人打着中医的幌子行骗，这一切导致了大家对中医的不信任。

问题虽多，但追本溯源，这些问题反映的是中医没有一套大家可以听得懂、可以理解和接受的标准。没有标准，就会各说各话，甚至相互诋毁；没有标准，疗效也就无法保证，对治疗效果的评价也就无从谈起。

另一个问题，就是古典中医的传承和教育。目前依然没有探索出一套更加有效的培训方案，以快速培养出临床高手，以至于往往经过了很多年的培养，有些中医毕业生还不会诊断和治疗一些基本疾病。同一位老师的不同学生差异也特别大，那么提供的医疗服务水平差别就更大了。

与此相反的是，我们看到，以标准化为基础的西方医学，近年来基因水平的精准治疗获得了极大的进步，人们可以通过基因筛查预测疾病风险，通过人体代谢基因特征药物，通过癌症基因测定选择恰当的靶向治疗药物，从而实现治疗个体化方案。其实精准医疗主张每个人都应该有更加精确的个性化医疗方案，这和中医历来的主张是一致的。中医对于每个人都会有不同的治疗方案，是完全个体化的，但目前来看这个优势正在被西医借鉴并着力发展。西方人已经开始逼近我们的思考方式，如果我们还不能自强发展，那么中医的消失只是个时间问题。

现在我国要大力发展中医，需要培训大量的中医师，但是如果没有统一的中医理论认识作为基础，那么培养出来的人可能会产生很多问题，所谓成也萧何，败也萧何。

因此，我们呼吁，为了百姓的福祉，各派医家应放弃门户之见，团结一致，群策群力，用更加符合现代语言、现代逻辑的方法来研究中医，培养中医，发展中医。

问诊结构化示例

通过前面我们对中医气化的认识，可以清楚地知道，只要了解了人体气化的逻辑，清楚了气机运转的模型，我们就可以通过各种方式实现对人体气机的诊断，并生成同样的气机描述图形，以描述患者的气机状况。只要接受过培训的中医，就可以看懂这个图形，很快就可以产生对应的治疗方略。

我们甚至可以通过远程问诊来实现对气机的判定。

在建立了标准的问诊体系以后，就可以通过问诊表对患者进行全面精确的问诊。这个流程可简单地表述如下：

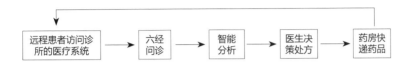

我们将前面的中医理论模型应用于问诊，将问诊每个问题的答案都清晰地指向人体的气机模型，从而使问诊可以直接输出人体目前的气机状态。举例如下：

手机端问诊

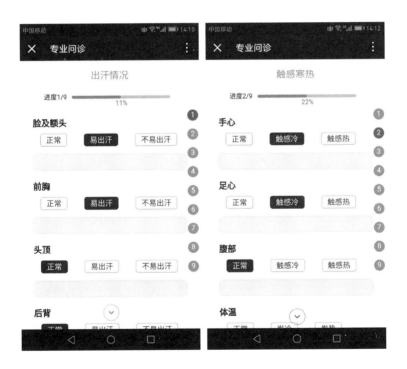

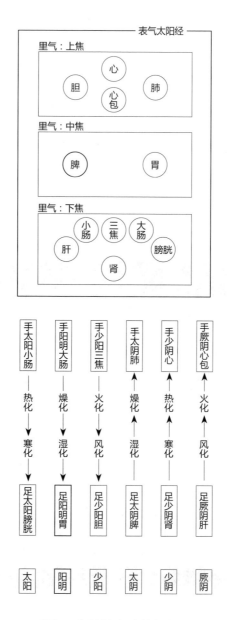

后台医生端输出症状气机图

用户被问诊到大便稀溏的时候，计算机会在模型的太阴经脏做标记：太阴寒实（湿），当用户回答大便坚硬、便秘+手热、汗出、口渴的时候，我们会在模型标记：阳明胃实热（营血热，卫气虚）。

所以当医生看到图形后，实际上已经知道了每个脏腑经络所处的寒热虚实状态，从而可以进行准确诊断和处方。

可能会有人疑惑，难道电脑已经智能化到可以帮助医生开处方？其实完全不是这么回儿事。这个应用程序最多可以称为智能分析（替代医生进行基本信息采集和分类整理工作），具体如何治疗，完全取决于医生如何设定治疗路径和方法。

为什么呢？因为中医认识到疾病有发生发展过程，原发疾病可以成为继发疾病的诱因，导致患者问诊的时候，很多疾病层层叠加，和疾病最开始的情况已经完全不一样了，所以表现出来会有很多靶点，智能问诊只能收集到问题的点，但无法判断哪些是原发疾病哪些是继发疾病，所以需要医生根据实际的情况，设定解决路径，这个过程完全是个性化的，必须由经过培训的熟练医生来完成。

程序只是帮助医生收集信息、分类整理信息，而最终的诊治方案还需要医生根据实际情况分析设定解决路径。

当然，即使是存在某些原发疾病和继发疾病的叠加，仍然会有一些特殊的治疗方法可以更快地对身体进行调整，因此基于同一个理论框架的大数据统计，就显得非常有价值。它可以挖掘到快速治疗类似证型疾病的最佳治疗方案，反过来也可以提高个体医生的治疗水平。在这点上，计算机的处理数量远远超越了人类可以处理的数量。**从个人经验变成群体经验，再由群体经验来提升个体智慧，这是一个很值得期待的模式。**

如果上述目标得以实现，我们会发现，中医的培训可以变得非常灵活。如果是这样，我们就可以设想，具备普通大学基础知识、有一定社会和人文修养的人，如果对中医感兴趣，就可以纳入中医学习体系，因为这时候的学习已经变成了直接而快速的课程教学+临床实习+模拟临床等多种方式的教学，有了标准，一切都变得有章可循。

西医的学习是清晰而渐进的，在临床实践中不断修正医学认知和培养临床经验，让医生可以独立处理疾病。但是西医学有个特点，就是除了基础研究以外，临床医生在学习和建立了诊断和用药知识和经验之后，还需要无限地学习下去，因为疾病是无限种的。但在我们的中医理论里面，这个问题就不存在，因为按照中医的理论，疾病只不过是六个分类中的一种或者几种，其治法非常明确，医生可以在很短的时间内完成学习，然后在一个大的实战系统里面反复实践，以达到深刻体会的境地。这样的话，治疗疾病的速度就会有很大的改观。

在此基础上，如果有一个大的共享知识库，将会更极大地提高新入门医生的整体能力，同时也会进一步提升熟练医生的能力，不断增加可以治愈的疾病的范围（包括西医所称的各种疾病）。因此，更需要培养和训练的不是治病本身，反而是医生本人的文化底蕴、思维深度和高度、沟通表达能力等人文方面的内容。因此，我们认为一个具备很好人文素养的人，通过训练，是可以迅速成为一个很好的医生的。

中医医疗设备和可穿戴设备

如果我们明确了疾病的气机图，以及气的运行原理，那么我们可以把所有的中医检测设备，甚至西医设备用于中医的客观诊断上，所谓中西合璧，不再是神话。

例如，通过红外测量，我们可以很直观地看出皮肤表面的温度差异，将该温度差异还原到经络和脏腑的具体位置，再运用经络和脏腑能量代谢体系知识，就可以确定气的寒热虚实，使医生能够更加准确地开展临床工作。

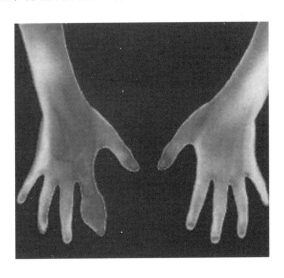

其他一些设备，比如经络测量仪，可以直接测量经络的通畅程度，即反映该经络和相连脏腑的气的寒热虚实、瘀堵程度，直接指导临床治疗。使用这一设备测量的数据本身是客观的，而且测量数据基本可以重现，对于操作者来说，无需掌握高深的中医知识，这与西医的机器检查并无二致。

未来还可以在声音处理、图像处理等层次开发不同的中医医疗设备。其内在的原理是：人体是一个动态自主调节系统，某个或某几个脏腑或经络发生问题的时候，这个问题形成的气基础（寒、热、虚、实），将会通过循环代谢体现到所有其他的脏腑。因此，一旦掌握了五脏系统之间的调节机制，就可以通过还原算法，来计算每个脏腑和经络里面气的状态。这个叫做全息，就是可以从任意一个点来还原全体的状况，和古人所说的"窥一斑而知全豹"是一致的。

例如，我们经常在望诊中使用的，看一个人面部状况完成诊断。当然，实现这一目标将需要大量的基础研究。

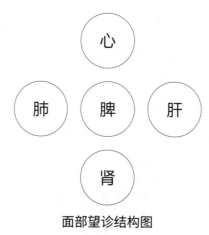

面部望诊结构图

正对着患者的面部。看到五行哪一行出现了颜色、性状的异常变化，便可以大致判定该脏出现了相应的问题（寒、热、虚、实）。

设备的研发有利于诊断的客观重现，因为准确诊断是准确治疗的基础，也是大型数据横向对比的基础，同样也是古典中医理论治疗的基础。相信有一天，我们会有更加方便的诊断方法提供给中医师，让老百姓能很方便并且很快地知道自己的健康状态，让医生准确获得患者身体信息，随时随地进行健康干预，诊疗的准确程度和快捷程度一定不会比西医差。当然最重要的是，中医的治疗方案远比西医更人性化，更合乎自然法则。

更加有趣的是，由于中医很早就洞察到身体和时间的相关性，所以很多24小时监测的可穿戴设备所产生的数据，经过整理分析之后，很可能应用于诊断、临床治疗。比如体温监测、心率监测、呼吸频率监测、体表导电性能监测、关键穴位导电性能监测等。

这些数据可以反映出寒热、有汗无汗、经络通畅程度、关键脏腑状态等信息，在身体还没有发生有形变化的时候，或者仅仅是在气的层次发生了某些细微变化的时候，就能捕捉到问题，然后使用针灸、食疗，甚至音乐疗法等进行早期干预，并实时获取干预后的数据，这是一个令人非常兴奋的富有无限想象力的发展空间。

根据气候特点治未病

相信很多人都曾经或正在被这些症状困扰，比如疲惫、容易出汗、手脚冰凉，甚至夜尿频繁、口臭等，然而去医院做检查，却又查不出什么问题，甚至有时候身体疼得厉害，经过各种机器检查，最后依然是"没毛病"，当然也就无法治疗。

实际上这些状况对于中医而言，全都是不正常的气化状态。虽然对于西医而言这些不是疾病，但对于中医而言，这些症状可能将发展成为西医可监测的疾病。不过，若是等到可以检测出来的时候，大多已经错失了治疗的最佳时机。

《素问·阴阳应象大论》中说："故邪风之至，疾如风雨，故善治者治皮毛，其次治肌肤，其次治筋脉，其次治六府，其次治五藏。治五藏者，半生半死也。"外邪侵袭人体，是由表入里、由轻到重、步步深入的，其传变的一般顺序依次是皮毛、肌肤、筋脉、六腑、五脏。若待传至五脏，终至难治。所以感受外邪，必须早期诊断、早期治疗。问题就在于，如何早期诊断，也就是在外邪刚刚入侵腠理时就予以阻断。就目前而言，非高明中医是难以察觉的，所以"治未病"很多时候还是一种奢望。

如果未来有更多适合中医理论的医疗设备加入这个诊断程序，"治未病"就将变得十分容易。因为我们可以在疾病之前制订对症状进行治疗的系统保健养生方案，让患者可以在异常气化症状刚出现的时候尽快解决问题。这样治疗的成本会非常低，而效果又会非常好。

疫病预防和治疗

我们一直认为，《黄帝内经》里面的"五运六气"代表中医学最高的学问，因为它涉及人体生命和宇宙环境（天文学）的互动，也可以说是研究生命的终极学问。

古典天文学的成果，实际上远远超越了现代人对古代科学的认识或者说是感受，其数学计算之精密，令我们往往会怀疑，这真的是古人做到的吗？

在《周髀算经》里面记载的盖天宇宙模型的相关计算中，可以看到一些影子。最早的宇宙模型假设和古典中医有着源流的关系。中医只是中华文明在应用方面的一个分支而已。

五运六气理论使用天干地支、八卦五行等计算方法，可以对气候环境有很清晰的判断。

宋代沈括曾经运用它准确地预测下雨；

关于司岁备物，其实我们有很多感知：

比如在什么节气，吃什么节气生长出来的食物，这是因为食物是当时气化产生的结果，正好反映了天地的气化状态，吃这个食物，有利于与当时的天地气保持同步。所以我们需要到了一个地方吃这个地方的食物，到了一个季节，吃这个季节的食物。

又如：《红楼梦》里面制备冷香丸。所需要：春天开的白牡丹花蕊十二两，夏天开的白荷花蕊十二两，秋天的白芙蓉花蕊十二两，冬天的白梅花蕊十二两，就是取了当年节气的气化产物，这些花所代表的气化状态是不一样的。

更加深入的应用，在《黄帝内经》里面有提及，五运六气理论将当年的司天、在泉气对植物产生的气化，所产生的性味进行了详细的描述，我们可以根据司天在泉的强弱来判定某些药材、食材等所具备的性味的强弱，根据这个原理来储备药材食材，是一个非常有效的运用天地气的方法。有兴趣的读者可以进行深入研读。

清代《三因极一病证方论》更是根据《黄帝内经》的原理设计出每年不同时间段适用的方剂框架；

《黄帝内经》也提出"司岁备物"的药物采摘理论，用时间气候的气偏性的强弱来判断当年药物性能的优劣。

凡此种种，不胜枚举。

这些表明，《黄帝内经》在计算人体气机的时候，早就把环境气的变化考虑在内，因此可以准确预测流感的发生。《黄帝内经》五运六气中有三年化疫的具体论述："明其奥旨，天地迭移，三年化疫，是谓根之可见，必有逃门。"（原文见《素问·刺法论》）意思是说，三年左右，化而为疫，因此说，认识了疫病的根本原因，必定有消除疫病的法门。

这些都表明古人在中医学上已经达到了理论的巅峰。

所以，今天我们完全可以借璀璨的古典文化来指导疫病的预防、健康的管理，这和当前更多停留在体检和用药的健康管理完全不同，它可以预知身体大概的走势，从而做好预防。

《医易时空学:用电脑测经络验证五运六气的科学性》的作者毛小妹博士就曾经准确预判了SARS（严重急性呼吸综合征）的结束时间，并在使用五运六气理论治疗疾病方面有较深的造诣。

《开启中医运气之门》的作者李阳波先生在其行医生涯中，对五运六气理论进行了大量探索，并取得了非常好的成绩。如果他依然在世，相信其对中医会有很大的推动作用。

《古中医天文学·无极之镜》的作者路辉学识广博，深入探讨了中医的天文学机制和五运六气理论的关系。

古典中医研究的学者们都认为天文机制与中医理论的产生有极大的关联，因此在五运六气的现代应用上，需要更加深入的研究，相信可以为疫病的发生作出更加准确的判断，并提供精确的治疗方案。

因为人体和地球的自然环境同步气化，所以我们的健康状况实际上很大程度受到了天地气场的影响，这是《黄帝内经》讲"不知年之所加，气之盛衰，不可以为工也"的原因，看病的时候必须把人纳入地球的大气场里面，看看大气场的气化趋势，从而清晰地知道人生病的真正原因，并给予正确治疗。当天地气化特别差的时候，就会出现疫病，实际上疫病的治疗，《伤寒论》已经给出了治法框架，《温疫论》和《四圣悬枢》都给出了更细的治疗方案。

疑难病治疗

古典中医，不论其多么复杂，历史多么悠久，解决好当下人们的健康问题是其不变的宗旨。事实上，中国传统文化要求知识分子必须懂医学，俗话说，秀才学医笼中捉鸡。自古医家有这样一条标准：上以疗君亲之疾，下以救贫贱之厄，中以保身长全，以养其生。

反观当今社会，摆在我们面前的事实是，新的疾病不断出现，严重威胁着我们的健康，即便投入了极大的人力、财力去研究这些疾病，但依然是问题总比办法多，医疗永远走在追赶疾病的路上。

肿瘤究竟能否治愈，艾滋病、肺尘埃沉着病（尘肺病）、埃博拉、非洲疟疾，甚至现在的慢性病如糖尿病、高血压、高血脂、肝炎、肾炎、胃病，妇科病如子宫肌瘤、妇科炎症等，这些疾病看起来都是可以改善的，但目前为止还是无法治愈。对于这些疾病，中医究竟有没有解决方案，这也是我们需要探索的问题。

这里简单介绍一些我们的认识。

尘肺病可能还有希望

尘肺病，虽然不是癌症，目前来看，西医是无法治愈的，即使是采取某些治疗方法，患者的生活质量也是极差，几乎处于等待死亡的边缘。

从中医视角而言，尘肺病基本具备以下证情：

a. 喘

b. 咳

c. 痰

d. 血分热

e. 少数伴有瘀血

f. 悬饮

g. 一半伴有太阳表气不开

h. 阳明经腑热化，大便极臭

i. 少数伴有少阳证

j. 全部伴有太阴湿化脾虚

k. 多半伴有少阴寒化

从患者描述的症状可以看到：很多患者不能平躺睡觉，只能坐着睡觉，甚至因为忍受不了无法呼吸的痛苦而放弃生命。咳痰带黑色或者大便色黑，吸氧情况下静坐心率在90次/分以上，血氧浓度在95%左右，但是如果不吸氧，很快就会出现呼吸急迫、胸口疼痛、血氧浓度很快下降，时间一长可能会危及生命。

很多人在了解尘肺病的同时一定也听说过"洗肺"，因为患者的肺里面有很多灰尘，用洗肺的方法确实可以清洗出来很多粉尘，甚至在做肺移植手术的时候，在肺里面可以取出来比鸡蛋略小的粉尘团块。

洗肺虽然能清理出来大多数的粉尘，但想要恢复原有的状态和功能是不可能的，而且很多患者，比如患有重度肺气肿、肺心病、活动性肺结核，有咯血、气胸病史的人，以及患有心血管疾病、血液病或伴有肝、肾、脑等器质性疾病的人都不能洗肺，还有很多人，经检查，是不耐受这个手术的。

此外，这个手术也存在比较大的风险，一旦在洗肺过程中，灌洗液的水温不达标或手术后护理措施不到位，这些看似细微的小节，都极有可能让患者醒不过来。

所以，在此也郑重提醒各位烟民，不要妄想一朝洗去"黑肺"。

那么，对于这样一种疾病，到底该如何治疗才能减轻患者的痛苦，让他们可以正常呼吸，甚至使肺部完全恢复正常呢？这是一个违背常理的治疗目标，因为除了换上一个干净的肺，似乎别无他法。

我们先假定治疗目标是获得一个全新的洁净的肺，那么我们应该怎样着手呢？

我们知道脾为生痰之源，肺为储痰之器，就是说如果脾不能正常工作，就会源源不断地制造新痰进入肺。那么我们在清理肺内痰的时候，就不能单单是清理，还需要切断痰的来源，也就是应该注意防止脾生痰。同时，胃气要往下降，肺的热能才能正常往下降，因此还要处理胃的问题。脾要温才可能把湿去除，胃要凉才能把阳明经腑的热降下去，这样就很明确了，就是一个太阴脾和阳明胃同治的治法。即便在《伤寒论》里，这样的问题都很少涉及。

通过临床观察，我们认为气悬饮造成了肺痈，肺热传胃腑，大便臭；热占上风，大便成形；脾湿寒占上风则大便不成形。

因此，临床上可以按照以下思路进行治疗：

先调整患者的基础情况，稳定患者的身体状况；

解除表气闭塞问题；

选取适合患者的路径攻逐痰饮；

散血分热，健运脾胃以恢复正常气血生化能力。

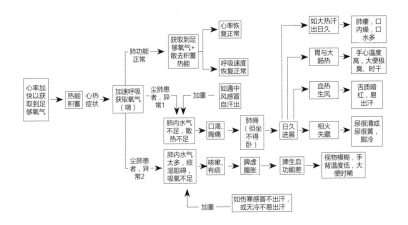

其他有基础疾病的患者可以随证治之。

通过对尘肺病患者历时3个月的治疗，我们发现：未经历吸氧治疗的尘肺病患者基本可以获得很好的疗效，生活质量改善，然而吸氧的患者却没有那么幸运，目前我们依然没有更好的办法。在接受治疗的8例患者中有2例患者临床症状消失。由于样本量很小，所以无法推广。但是我们在治疗过程中，明确看到，气机变化后症状的改善速度和幅度都很快。

埃博拉古人有方案

埃博拉(Ebola virus)又译作伊波拉病毒，是一种非常罕见的病毒，于1976年在苏丹南部和刚果（金）的埃博拉河地区首次发现它的存在，"埃博拉"一词也因此而来。

"埃博拉"并不是一个单纯的疾病名词，而是一个用来称呼一群属于纤维病毒科埃博拉病毒属的数种病毒的通用术语。这类病毒能引起人类和灵长类动物产生埃博拉出血热，有很高的死亡率（50%~90%），致死原因主要为脑卒中（中风）、心肌梗死、低血容量休克或多发性器官衰竭。

埃博拉病毒，生物安全等级为4级(艾滋病为3级，SARS为3级，级数越大防护越严格)。病毒潜伏期可达2~21天，但通常只有5~10天。

从上面的介绍，我们隐约感受到了其背后的恐怖气息，埃博拉是一个不知道怎样发生、何时发生，极其微小，却极其危险的病毒。

气学中医该如何思考和解决这个问题呢?

前文介绍过，我们会把疾病放入六经体系，判定发病所在的经络脏腑。不论该病毒对身体产生何种损伤，我们按六经气化法，把六经气化的温度、湿度、压力调整为正常，从气的角度去治疗患者，而不是针对病毒下工夫。

当然，这只是一种假设，真正面临埃博拉，治疗起来还是会千头万绪。但是在中医的世界里，总是充满了天龙八部式的奇遇，令人惊喜连连。这里摘录一段古籍。

疫病原始

中风伤寒，外感风寒，而寒热阴阳，视乎本气，是以人不皆病而病不皆同，半由客邪而半关主气。疫疠感于岁气之偏，乡里传染，证状皆同，少由主气而多属客邪。

盖天地有六气，风火暑湿燥寒也，岁有五运，土金水木火也。天之六气，随五运而迭迁，地之六气，亘千古而不变。五运回周，以天之六气，合地之六气，客主加临，太过不及之数见焉。由是生克胜复，亢害承制之变，参差不一，而岁气于焉不正。

人与天地相通也，一气不正，而人气感之，而一经之病见焉。风淫则病在厥阴，火淫则病在少阴，湿淫则病在太阴，暑淫则病在少阳，燥淫则病在阳明，寒淫则病在太阳，同气相感也。木火病则伤在血分，金水病则伤在气分。土者气血之中，血化于己土而气化于戊土，血伤则己土病，气伤则戊土病也。

这几段话出自黄元御的《四圣悬枢》，他系统地整理了《黄帝内经》和《伤寒论》对于疫病的诊断和治疗逻辑，并且系统地总结了疫病的治疗方略，即"六经治法"。

六经治法

温疫营郁血热，六日而至厥阴。六经既尽，阴气续复，血热外达，应见红斑，斑生则热退而病解矣。红斑之后，继以白斑。红斑者，营血之外发；白斑者，卫气之外泄。

寒疫营闭而卫郁，温疫卫闭而营郁，

六经系统从《黄帝内经》讲温病，《伤寒论》讲伤寒，到《四圣悬枢》讲疫病，一直都有一套完整的体系。

各个模块发生的问题和治法相对稳定，因此不论外感还是内伤，都可以从六经的角度来分解疾病，给予治疗。

黄元御先生对六经治法给出的中药也是极其简练的，完全出自《伤寒论》，而《伤寒论》的药物则出自更加古老的如《神农本草经》，以及失传的《汤液经法》等等，都是经过千百年锤炼的成果，因此使用六经、六气的治法可以简捷实用地解决临床问题。

我们将在另外的书里面专门讲述，内伤和外感疾病是如何使用六经治法进行系统化的治疗。

营开而卫泄则为汗，卫开而营发则为疹。小儿寒疫，皮肤致密，不得汗泄，则卫气升腾，冲突皮肤而为痘，温疫则大人小儿皆生疹点，无有异也。

温疫之感，全在少阳厥阴两经。厥阴职司营血，而营中之伏热，则少阳之相火，而非但乙木所胎之君火也。若未满六日，而表证已解，血热未深，止是汗出，尚无红斑也。六日而传厥阴，血热已深，是以表解而斑红。若六日之外，过时而后斑发，营血郁蒸，红转而紫，紫变而黑，则十不救一。

治法：六日之内，总宜透发肌表，以泻血热，至六日经尽之后，表药更当急进，刻不可缓也。血热不泄，立致殒亡，即泄之不透，隐见于皮肤之间，亦生风癞之疾，非细故也。

我们可以看到，当埃博拉类似疫病发生的时候，出现的症状和黄元御所描述的几乎完全一致，会出现典型的六经症状，具体如下。

太阳经证：高热、头痛、咽喉疼、虚弱和肌肉疼痛。

阳明和太阴经证和脏腑证：呕吐、腹痛、腹泻。

厥阴经证和脏证：血液凝固，口腔、鼻腔和肛门出血（注：皮下出血为红斑）。

黄元御明确陈述六日之内病尚为易治，六日之后风险大增，需要更快的治疗，而且如果治疗不彻底会发生皮肤病（风癞之疾）。其治法是六日之内，见到六经靶位哪里出现问题，就治疗哪里的问题，原则上则以透表发汗为主。具体治法这里不多述，读者如有兴趣可以研读其原著。

艾滋病可以放入六经框架考虑

艾滋病，即获得性免疫缺陷综合征（acquired immunodeficiency syndrome，AIDS），是由人类免疫缺陷病毒（human immunodeficiency virus，HIV）引起的一种严重传染病。

艾滋病病毒能攻击人体免疫系统，它会把人体免疫系统中最重要的T4淋巴细胞作为攻击目标，大量吞噬、破坏，从而破坏人体免疫系统，最终使免疫系统崩溃，使人体因丧失对各种疾病的抵抗力而发病死亡。

艾滋病的症状大致如下。

1. 一般症状

持续发热、虚弱、盗汗。持续广泛性全身淋巴结肿大，特别是颈部、腋窝和腹股沟淋巴结肿大更明显。淋巴结直径在1厘米以上，质地坚实，可活动，无疼痛。3个月之内体重下降可达10%以上，最多可降低40%，患者消瘦特别明显。

2. 呼吸道症状

长期咳嗽、胸痛、呼吸困难，严重时痰中带血。

3. 消化道症状

食欲下降、厌食、恶心、呕吐、腹泻，严重时可便血。通常用于治疗消化道感染的药物对这种腹泻无效。

4. 神经系统症状

头晕、头痛、反应迟钝、智力减退、精神异常、抽搐、偏瘫、痴呆等。

5. 皮肤和黏膜损害

单纯疱疹、带状疱疹、口腔和咽部黏膜炎症及溃烂。

6. 肿瘤

可出现多种恶性肿瘤，位于体表的卡波西肉瘤可见红色或紫红色的斑疹、丘疹和浸润性肿块。

同样把这些内容放入六经气化辨证的框架，我们会发现艾滋病的症状可以这样归类分析。

太阳病： 持续发热、虚弱、盗汗；头痛；体表的卡波济肉瘤可见红色或紫红色的斑疹、丘疹和浸润性肿块。

少阳病： 全身淋巴结肿大，特别是颈部、腋窝和腹股沟淋巴结肿大；头晕；单纯疱疹、带状疱疹。

阳明病、太阴病： 食欲下降、厌食、恶心、呕吐、腹泻，严重时可便血；口腔和咽部黏膜炎症及溃烂。

可以看到这基本上是六经的三阳经腑证。病在三阳不至于死，所以艾滋病患者存活期很长，不像埃博拉进展那么迅速。

治法该当如何呢？

三阳经以解表为主，同时我们看到艾滋病会引发血分瘀血，所以我们还需要攻开血分之瘀阻。

治法大略为：

太阳发汗解表+凉营活血；

阳明降胃，太阴升脾；

少阳破血瘀。

其他根据个体体质差异随证治之。

盖茨的梦想，疟疾的"古老解决方案"

与艾滋病、埃博拉病毒相比，疟疾可算是由来已久。疟疾是疟原虫寄生于人体所引起的传染病，经疟蚊叮咬或输入带疟原虫者的血液而感染，不同的疟原虫可分别引起间日疟、三日疟、恶性疟及卵形疟。

疟疾主要由雌性按蚊叮咬传播，也有少数人可因输入带疟原虫的血液或经母婴传播后发病。疟疾的发病人数还是相当多的，全球每年新发的疟疾患者在2亿左右，其中约有50万人因此而失去生命，主要是5岁以下的幼儿。所以对于疟疾的控制还需要加大力度。

最近有报道说，比尔·盖茨表示赞同使用一种强大的精确编辑基因的新方法来培育对抗疟疾的转基因蚊子。此前少数科学家通过"CRISPR/Cas9"基因改造工具制造了一种称为"基因驱动（gene drives）"的基因疫苗，能够在蚊子的DNA中不断自我注射，在几代以内几乎就能传遍每一只蚊子。基因驱动不但能消灭疟疾，同时也能抑制这种疾病复发。盖茨认为这是对抗疟疾的有力武器。

事实上，比尔·盖茨多年以来一直通过比尔和梅琳达·盖茨基金会(Bill & Melinda Gates Foundation)投入巨资以减少疟疾病例，并出资上亿美元用于PATH疟疾疫苗项目。

西方人对疟疾的研究确实走在了前面，而且取得了一些重大突破，中医对此是否有可行的方法呢？

我们首先来看疟疾的症状表现：疟疾一般会经历四个阶段，即潜伏期、发冷期、发热期、出汗期。

1. 潜伏期

从人体感染疟原虫到发病（口腔温度超过37.8℃），称为潜伏期。潜伏期包括整个红外期和红内期的第一个繁殖周期。一般间日疟、卵形疟14天，恶性疟12天，三日疟30天。感染疟原虫量、株的不同，人体免疫力的差异，感染方式的不同均可造成潜伏期不同。温带地区有所谓的长潜伏期虫株，潜伏期可长达8~14个月。输血感染潜伏期7~10天。胎传疟疾，潜伏期则更短。有一定免疫力的人或服过预防疟疾药物的人，潜伏期可延长。

2. 发冷期

患者骤感畏寒，先为四肢末端发凉，很快变为背部、全身发冷。皮肤起鸡皮疙瘩，口唇、指甲发绀，颜面苍白，全身肌肉、关节酸痛。进而全身发抖，牙齿

谈到疟疾，大家一定会想到2015年的诺贝尔生理学或医学奖。毋庸置疑，青蒿素的发现受到了中医的启发，但其实古人对疟疾的治疗方案中，还有许多亮点等待着人们去发现。

打颤，有的人盖几床被子也不能制止，持续约10分钟，乃至1小时，寒战自然停止，体温上升。此期患者常有重病感。

3. 发热期

冷感消失以后，面色转红，发绀消失，体温迅速上升，通常发冷越显著，体温就越高，可达40℃以上。高热患者痛苦难忍，有的辗转不安，呻吟不止；有的谵妄，撮空，甚至抽搐或不省人事；有的剧烈头痛、呕吐。患者面赤、气促，结膜充血，皮灼热而干燥，脉洪而速，尿短而色深。多诉说心悸，口渴，欲冷饮。持续2~6小时，个别达十余小时。发作数次后唇鼻常见疱疹。

4. 出汗期

高热后期，颜面、手心微汗，随后遍及全身，大汗淋漓，衣服湿透，经2~3小时体温降低，常至35.5℃。患者感觉舒适，但十分困倦，常安然入睡。一觉醒来，精神轻快，食欲恢复，又可照常工作。此刻进入间歇期。

其实，学过中医的人一定记得，在《金匮要略》里面，就有对疟疾完整清晰的描述，不仅有病因、症状，也给出了具体的治法。

现引《金匮悬解》对于疟疾的阐述：

疟者，阴阳之交争也。暑蒸汗泄，浴于寒水，寒入汗孔，藏于肠胃之外，秋伤于风，则成疟病。卫气离则病休，卫气集则病作。卫气昼行于阳二十五周，夜行于阴二十五周，寒邪在经，得阳而外出，得阴而内薄，其浅在阳分，则昼与卫遇而日作，其深在阴分，则夜与卫遇而暮作。邪中于头项者，卫气至头项而病。邪中于腰脊者，卫气至腰脊而病。其后客于脊背也，循脊而下，其气日低，故其作日晏。其前行于脐腹也，循腹而上，其气日高，故其作日早。其内薄于五脏，横连于募原也，道远而行迟，不能与卫气日遇，故间日乃作。岐伯析其理，仲景传其法，理明而法良，疟无不愈之病矣。

疟病一

师曰：疟脉自弦，弦数者多**热**，弦迟者多**寒**，弦小紧者**下之**差，弦迟者**可温之**，弦紧者可**发汗针灸**之，浮大者可吐之，弦数者风发也，以**饮食消息**止之。

疟病二

师曰：阴气孤绝，阳气独发，则热而少气烦冤，手足热而欲呕，**名曰瘅疟**。若但热不寒者，邪气内藏于心，外舍分肉之间，令人消烁肌肉。

疟病三

温疟者，其脉如平，身无寒，但热，骨节疼烦，时呕，**白虎加桂枝汤主之**。

疟病四

疟多寒者，**名曰牝疟，蜀漆散主之**。

疟病五

病疟以月一日发，当以十五日愈，设不瘥，当月尽解，如其不瘥，当云何？师曰：此结为癥瘕，名曰疟母。急治之，**宜鳖甲煎丸**。

从上面的论述中我们看到一个规律：寒气重的疟疾发作时间越来越迟，发热重的疟疾发作时间越来越早。但治疗周期都是15天，如果到了30天还是无法治愈，需要使用鳖甲煎丸。具体分类治法如下。

寒者：

① 表气闭而寒者，发汗解之，麻黄汤之类；

② 脉浮大寒者，蜀漆散。

热者：

③ 但热不寒的，白虎加桂枝汤；

④ 阴虚发热的时候需要下法救之，承气汤类。

久治不愈入血者：

⑤ 时间久了，血分产生瘀阻，用鳖甲煎。

整体看来，疟疾是一种发病非常清晰的疾病，可以准确治疗，就分寒热两种按照不同的程度进行分别治疗，最后入血分的时候用鳖甲煎即可。

肿瘤君可以滚蛋吗？

肿瘤也是当今困扰医学界的一大难题，很多恶性肿瘤目前还无法彻底治愈。而且目前对于肿瘤的解释和治疗也是各圆其说，很多时候充满了矛盾。

　　肿瘤绝不是现代人的"专利"，古已有之，只是叫法不同罢了。《金匮悬解》中就有论及。

五脏风寒积聚　二十一章

　　五脏风寒积聚，虚邪之外感，本气之内伤者也。风雨之邪伤于上，清湿之邪伤于下，饮食喜怒之邪伤于中。表邪外袭，里邪内应，两虚相逢，留而不去，此积聚所由来也。积者，血多而气少，《难经》所谓血滞而不濡者也。聚者，气多而血少，《难经》所谓气留而不行者也。心病于上，肾病于下，肺病于右，肝病于左，脾病于中，五脏之积聚，各有其部，此三焦所由分也。既成积聚，不得不用消磨，仲景未尝立法，然大黄䗪虫、桂枝茯苓、抵当汤丸、鳖甲煎丸、下瘀血汤之类，具载诸篇，审宜而选用之可也。

积聚二十

　　问曰：病，有积、有聚、有（䅽）气，何谓也？师曰：积者，脏病也，终不移。聚者，腑病也，发作有时，展转痛移，为可治，（䅽）气者，胁下痛，按之则愈，复发为（䅽）气。

　　病，有积、有聚、有（䅽）气。积者，五脏之病也，脏为阴，其性静，故终不迁移（《难经》：脏病者，止而不移，其病不离其处）。聚者，六腑之病也，腑为阳，其性动，故发作有时，展转痛移，此为可治（《难经》：腑病者，仿佛贲响，上下行流，居处无常）。（䅽）气者，谷气也，水谷不消，中气郁满，木气抑遏，故胁下作痛。按之郁开则愈，举手复发，是为（䅽）气。此风寒之伤于脏腑，而成积聚者也。

　　从上文可以看到，不仅是《金匮悬解》提到了具体的原理和治法，《难经》也提到了这些内容。癌症可以看作瘀血或者痰饮的积聚，分为可扩散和不可扩散的两种，总体不外乎气聚和血积，或者两者兼而有之，并且常常伴有其他脏腑和经络的症状。

对于肿瘤，可根据发生的部位给予对应的治疗，其大法还是从营卫、六气六经的角度进行治疗，使用攻气血的药物，再调节气机和气化。

实际临床上，我们也是按照这个大法来进行治疗的。由于案例不多，不再赘述，建议参考李可老先生的《李可肿瘤医案》，有大量的癌症治验案例。

基于气逻辑的中医大数据

中医是个体化医疗，是以每个个体为中心进行服务的医疗，也是迄今为止最先进的医疗服务理念。中国几千年来一直如此，只是在近代由于种种原因导致中医发展落后，所有与中医相关的配套服务和产业都处于一个重新崛起的阶段。就像黎明前的黑暗，不论是中医还是中医产业都有巨大的发展潜力，中医个体化医疗理念的重新发展，注定会为患者解除病痛，创造价值。

在个体化、以人为本的中医医疗模式下，中医的诊断模式、治疗模式、给药模式、药物生产模式、支付模式、健康管理模式，都会随着中医本身的发展而发展，现代的互联网技术和IT软硬件技术，还会为这个模式带来更多的新气象。

我们可以发展的诊断模式有：远程诊断、中西医设备诊断融合、针药保健一体化、药物煎煮设备、药物口感调适、药物剂量剂型个体化、网络化生产加工、第三方支付、一站式支付、一价全包服务、年费服务模式、运气健康管理模型等，这些领域的革新，将以人为中心，带给医生和患者更大的便利，期待这些创新的出现。

在所有的创新里面，最富有挑战的是医生的发展问题，包括培养、职业发展、职业保障等内容，而这里最有可能的解决办法是医生集团，就是许多医生加入一个名义团体，以整体团队的名义向社会提供服务。

医生集团内如果使用统一的理论基础、治疗模型，有一个统一的中医医疗服务HIS平台，采用统一的培训医生，提供统一的医疗服务，那么患者就可以相对稳定地获得更加低廉、更加优质的医疗服务。

我们可以将相对成熟的单病种治疗进行标准化，让经过统一培训的医生加入一个医生集团。凡医生集团内部的医生，都需要按照这一个治疗规则向患者提供统一服务，并可以逐步帮助患者谋求向商业保险和国家医疗保险的单病种报销。医生集团作为一个整体，保障了医疗技术的均衡，同时也可以作为一个群体和保险公司谈判，在为患者提供更好的医疗服务的时候，尽可能地节约成本。

同时，医生集团还可以设立疑难病研究中心，按照一定比例承接来自全国的疑难病的治疗任务，集结众多医生的力量为中国医学进步做出贡献，同时也为疑难病患者提供统一的服务平台，节约大量的社会资源。

医生集团还可以承接公益服务，与慈善基金会合作，以低廉价格为更多需要资助的弱势群体提供优质医疗服务，帮助社会解决因病致贫、因病返贫的社会问题。